JN260675

2012年 保険改定対応ポケットブック

疾患・処置 & 保険請求

東京社会保険研究会 編

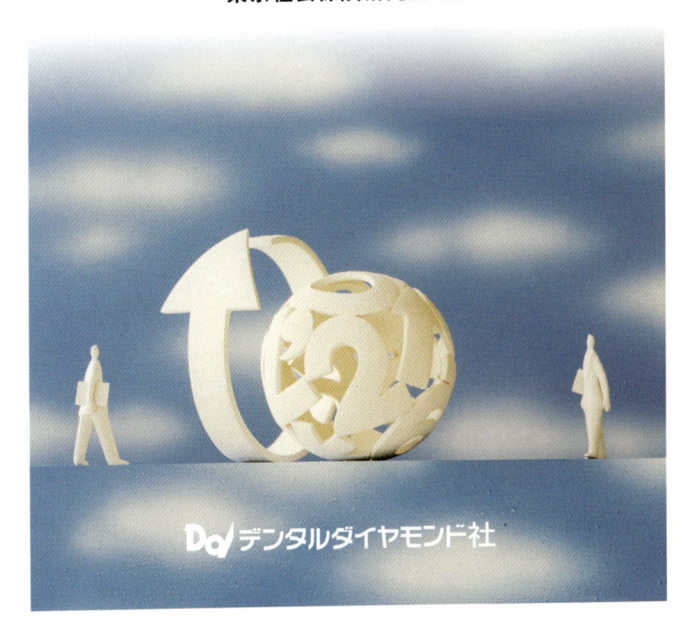

デンタルダイヤモンド社

【本書を読むにあたって】

- 疾患・処置&保険請求における右頁は、処置の流れを示したもので、必ずしも正しいカルテの記載を示したものではありませんのでご留意ください。
- 疾患・処置&保険請求の内容において、疾患の場合は疾患の説明・解説、処置の場合は処置の説明・解説を入れております。
- 項目によっては内容が重複する頁がありますが、その時点で再度確認していただくために掲載いたしました。
- 症例写真は本文中の症例とは、必ずしも一致しません。

刊行にあたって

　平成24年度診療報酬改定では、在宅歯科医療の推進や歯周病、歯内療法、修復、補綴等の分野で若干の見直し、また歯科用CTや先進医療の保険導入がありました。
　医療保険の改定に関する解説書は広く出版されていますが、私たちは以下のコンセプトにより、このポケットブックを編集いたしました。
1）あまり専門的にならず、広く歯科界に携わる若き歯科医師・歯科衛生士・事務職の方々にも理解しやすい解説書を作成する。
2）何時でも何処でも必要なところで、身近に活用することができるポケットブックとする。
3）医療保険解説書にありがちな、難解な用語・表現を極力用いないで、疾患・処置の解説を平易な文章と表や図を用いて行う。
　本書は、今回の改定の要点、具体的な疾患・処置に相応した保険請求上のアドバイスやポイント、保険の知識といった柱からなり、保険について広く理解できる視点に立っております。
　歯科における医療保険の取扱いは複雑であり、その請求についても注意しなくてはならない項目がたくさんあります。本書をぜひ、ご一読いただき、日々の臨床や保険請求の参考にしていただければ幸いです。

2012年4月　　　　　　　　　　　　東京社会保険研究会

2012年保険改定対応ポケットブック 疾患・処置＆保険請求 CONTENTS

本書を読むにあたって　　　　　　　　　　　　　　　　　　2
刊行にあたって　　　　　　　　　　　　　　　　　　　　　3

2012年診療報酬改定の要点

❶基本診療料 10 / ❷医学管理 11/ ❸検査 12/ ❹画像診断 12/ ❺処置 13 / ❻手術 15/ ❼歯冠修復 16/ ❽ブリッジ 18/ ❾有床義歯 19/ ❿在宅 20 / ⓫保険診療上の歯科用語の平易化 22

疾患・処置＆保険請求

う蝕・歯内療法	
■ 硬組織処置	24
■ う蝕以外の硬組織疾患	25
1　初期う蝕早期充填処置（$C_0 \cdot C_1$）	26
2　乳幼児う蝕薬物塗布処置（$C_0 \cdot C_1$）	28
3　う蝕歯即時充填形成（$C_1 \cdot C_2$）	30
4　う蝕歯即時充填形成（う蝕無痛）（$C_1 \cdot C_2$）	32
5　う蝕歯インレー修復（$C_1 \cdot C_2$）	34
6　インレー修復 KP（$C_1 \cdot C_2$）	36
7　間接歯髄保護処置（$C_1 \cdot C_2$、単Pul）	38
8　直接歯髄保護処置（$C_1 \cdot C_2$、単Pul）	40
9　歯髄温存療法（$C_1 \cdot C_2$、単Pul）	42
10　歯髄保護処置→抜髄（C→Pul）	44
11　歯髄炎（Pul）生活歯髄切断法・失活歯髄切断法	46
12　歯髄炎（Pul）抜髄法	48
13　感染根管処置（Puエソ、Puエシ、Per）	50
14　感染根管処置（Per再治療が必要な場合）	52
15　抜歯前提の根管消炎処置・その後の保存（Per）	54
16　膿瘍切開（GA・AA）	56

17	根管内異物除去・根管外異物除去 (Per・RBI、根管外異物)	58
18	暫間根管充填(歯の脱臼・Per)	60
19	根管穿孔に対する処置(Per穿孔)	62
20	知覚過敏処置	64
21	歯質くさび状欠損(WSD)	66
22	咬合異常(Mal)	68
23	再装着(MCダツリ・C)	70
24	破折片除去	72
25	う蝕多発傾向者へのフッ素塗布(C管理)	74
26	小児う蝕の指導管理(C選療)	76
27	CRジャケット冠(CRジ)	78

歯周治療

■	歯周治療	80
■	歯周治療の流れ	81
28	歯周病検査 ①歯周基本検査 ②歯周精密検査	82
	歯周病検査 ③混合歯列期歯周病検査(P混検)	84
29	口腔内写真検査	86
30	スケーリング(SC)	88
31	スケーリング・ルートプレーニング(SRP)	90
32	歯周ポケット搔爬(PCur)	92
33	機械的歯面清掃処置(歯清)	94
34	歯科衛生実地指導料(実地指)	96
35	Pの消炎処置(急性歯肉膿瘍切開)	98
36	歯周疾患処置(P処)	100
37	歯周基本治療処置	102
38	咬合調整	104
39	暫間固定(TFix)	106
40	歯周治療用装置	108

41	再評価検査	110
42	歯周外科手術	112
43	歯肉剥離搔爬手術（FOp）	114
44	歯周組織再生誘導手術（GTR）	116
45	歯肉歯槽粘膜形成手術（MGS）	118
46	歯周病安定期治療（SPT）	120

外科

47	抜歯手術	126
48	ヘミセクション（分割抜歯）	128
49	歯根分割搔爬術	130
50	抜歯窩再搔爬	132
51	後出血処置	134
52	止血シーネ	136
53	同一手術野	
	①抜歯＋歯根嚢胞（WZ）摘出術	138
	②歯根嚢胞（WZ）摘出術＋歯根端切除術	140
54	顎関節症	142
55	顎関節脱臼非観血的整復術	144
56	歯の外傷	146
57	歯の再植術	148
58	歯の移植術	150
59	骨折	152
60	創傷処理	154
61	歯槽骨整形術	156
62	口腔内・外消炎手術	158
63	上顎洞口腔瘻閉鎖術	160
64	エプーリス	162
65	補綴関連手術	164
66	唾石症	166

67	異物除去術	168
68	インプラント摘出術	170
69	小帯形成術	172
70	骨移植術	174
71	腐骨除去手術	176
72	局所麻酔	178
73	精神鎮静法	180
74	広範囲顎骨支持型装置埋入手術	184

欠損補綴

■	ブリッジの考え方	186
■	事前承認によるブリッジ	188

【少数歯欠損】

75	前歯欠損ブリッジ	190
76	臼歯欠損ブリッジ	192
77	延長ブリッジ	194
78	インレーブリッジ	196
79	金属裏装ポンティックブリッジ	198
80	1歯相当分間隙のあるブリッジ	200
81	犬歯1歯欠損における特例のブリッジ	202
82	歯根分割(抜歯)ブリッジ	204
83	接着ブリッジ(前歯部)	206
84	接着ブリッジ(臼歯部)	208
85	ブリッジ脱離(再装着)	210
86	ブリッジ破損(ポンティック修理)	212
87	少数歯欠損有床義歯	214
88	即時義歯	216
89	残根上義歯(残根削合、コーピング)	218

【多数歯欠損】

90	多数歯欠損ブリッジ	220

91	多数歯欠損有床義歯	222
92	総義歯	224
93	金属床義歯（保険外併用療養費制度）	226
94	有床義歯床下粘膜調整処置	228
95	有床義歯調整（義管）	230
96	義歯修理（間接法）	232
97	顎運動関連検査	234
98	広範囲顎骨支持型補綴	236

在宅・その他

99	歯科訪問診療	238
100	①訪問歯科衛生指導	242
	②歯科衛生士居宅療養	243
101	介護保険と歯科訪問診療	248
102	未来院請求（有床義歯）	258
103	周術期口腔機能管理料	260

知っておきたい保険の知識

❶医療保険制度 266/ ❷保険診療を行う 268/ ❸薬価基準、歯科材料価格基準 269/ ❹医療費の算定 270/ ❺診療報酬明細書（レセプト）272/ ❻行政の指導 273/ ❼混合診療の禁止 274/ ❽診療録の記載 275/ ❾基本診療料 279/ ❿医学管理 284/ ⓫歯科一般検査 289/ ⓬歯周病安定期治療 291/ ⓭麻酔 293/ ⓮投薬 294/ ⓯X線検査 296/ ⓰在宅医療 297/ 職業・年齢等に応じた医療保険制度 300

▪ 歯科疾患管理料（歯周疾患関連）の要点・具体例	302
▪ 歯科衛生実施指導料の指示内容・記載例	304
▪ 有床義歯管理料・有床義歯調整管理料	310
▪ カルテ・レセプトの略称	312

2012年
診療報酬改定の要点

- 文中の 改：改定　新：新設　廃：廃止、となります。
- 新設、改定の点数は赤字で示しています。

1 基本診療料

【歯科外来診療環境体制加算】30点 ➡ 【歯科外来診療環境体制加算】
→28点 改

【再診時歯科外来診療環境体制加算】
→2点 新

[算定要件]
(1) 歯科外来診療環境体制加算に係る施設基準に適合しているものとして地方厚生局長等に届け出た保険医療機関
(2) 歯科外来診療の総合的な歯科医療環境の体制整備に係る取組を行った場合、再診時歯科外来診療環境体制加算として、所定点数に2点を加算する。

【歯科診療特別対応地域支援加算】【特地】

100点 新

[算定要件]
(1) 歯科診療を実施している保険医療機関(診療所であって、歯科診療特別対応連携加算に係る施設基準に適合しているものとして地方厚生局長等に届け出た保険医療機関は除く)
(2) 歯科診療特別対応連携加算に係る施設基準に適合しているものとして地方厚生局長等に届け出た保険医療機関において、歯科診療特別対応加算を算定した患者について、当該保健医療機関から文書による診療情報提供を受けた上で、外来において初診を行った場合には、月1回に限り所定点数に加算する。

【歯科診療特別対応連携加算】【特連】

100点 新

[算定要件]
(1) 施設基準または地域歯科診療支援病院歯科初診料に係る施設基準に適合するものとして地方厚生局長等に届け出た保険医療機関
(2) 歯科診療特別対応加算を算定している患者について、当該患者またはその家族の同意を得て、歯科診療を行う保険機関に対して、診療状況を示す文書を添えて患者の紹介を行った場合は所定点数に100点を加算する。

- 障害者加算の名称の見直しおよび対象者の拡大

【障害者加算】 → 【歯科診療特別対応加算】【特】 改

・著しく歯科診療が困難な者に対して初診を行った場合は、175点（当該患者が歯科治療環境に円滑に適応できるような技法を用いた場合は、250点）を所定点数に加算する。（詳細はp.239参照）

2 医学管理

【歯科疾患管理料】
管理計画書は前回提供した後、管理計画に変更のない場合は4ヵ月を超える日までに1回以上提供する。

【周術期口腔機能管理料】
周術期口腔機能管理計画策定料【周計】	300点 新
周術期口腔機能管理料（Ⅰ）【周管（Ⅰ）】	190点 新
周術期口腔機能管理料（Ⅱ）【周管（Ⅱ）】	300点 新
周術期口腔機能管理料（Ⅲ）【周管（Ⅲ）】	190点 新

（詳細はp.260参照）

③ 検査

【歯周組織検査】（名称の見直し）→【歯周病検査】改

【歯周病部分的再評価検査】（1歯につき）　15点 新
[算定要件]
歯周外科手術を行った部位に対して、歯周病の治癒の状態を評価することを目的として実施した場合に、手術後に1回に限り算定する。

④ 画像診断

歯科用3次元X線断層撮影　撮影料　600点 新
　　　　　　　　　　　　診断料　450点 新
　　　　　電子画像管理加算　　　　120点 新

[算定要件]
(1) 歯科用3次元X線断層撮影は、歯科用X線撮影または歯科パノラマ断層撮影で診断が困難な場合であって、当該断層撮影の必要性が十分認められる以下のいずれかを3次元的に確認する場合に限り算定する。
イ：埋伏智歯等、下顎管との位置関係
ロ：顎関節症等、顎関節の形態
ハ：顎裂等、顎骨の欠損形態
ニ：腫瘍等、病巣の広がり
ホ：その他、歯科用X線撮影または歯科パノラマ断層撮影で確認できない位置関係や病巣の広がり等確認する特段の必要性が認められる場合
(2) 歯科用3次元X線断層撮影の診断料は、回数にかかわらず、月1回に限り算定。
(3) 歯科用3次元X線断層撮影について造影剤を使用した場合は、所定点数に500点を加算する。この場合において、造影剤注入手技料および麻酔料は所定点数に含まれる。

5 処置

◆歯周病治療

【歯周病安定期治療】（1口腔につき）→300点（評価の見直し）
注）2回目以降の歯周病安定期治療の算定は、前回実施月の翌月の初日から起算して2月を経過した日以降に行う。ただし、一連の歯周病治療において歯周外科手術を実施した場合等の歯周病安定期治療の治療間隔の短縮が必要とされる場合においてはこの限りでない（詳細はp.120参照）。

【歯周基本治療】

1. スケーリング（3分の1顎につき）　　64点→66点 改
2. スケーリング・ルートプレーニング（1歯につき）

　　イ．前歯　　　　　　　　　　　　58点→60点 改
　　ロ．小臼歯　　　　　　　　　　　62点→64点 改
　　ハ．大臼歯　　　　　　　　　　　68点→72点 改

3. 歯周ポケット搔爬（盲嚢搔爬）→歯周ポケット搔爬

　　イ．前歯　　　　　　　　　　　　58点→60点 改
　　ロ．小臼歯　　　　　　　　　　　62点→64点 改
　　ハ．大臼歯　　　　　　　　　　　68点→72点 改

【歯周外科手術】（1歯につき）

1. 歯周ポケット搔爬術　　　　　　　75点→80点 改
2. 新付着手術　　　　　　　　　　150点→160点 改
3. 歯肉切除手術　　　　　　　　　300点→320点 改
4. 歯肉剥離搔爬手術　　　　　　　600点→620点 改
5. 歯周組織再生誘導手術

　　1次手術　　　　　　　　　　　730点→760点 改
　　2次手術　　　　　　　　　　　300点→320点 改

歯肉剥離搔爬手術または歯周組織再生誘導手術の加算
・手術時歯根面レーザー応用加算　　　40点→60点 改
【機械的歯面清掃】
医学管理加算→処置へ移行

◆歯内治療

【歯髄保護処置】（1歯につき）
　間接歯髄保護処置　　　　　　　　　25点→30点 改

【抜髄】（1歯につき）
　1. 単根管　　　　　　　　　　　220点→228点 改
　2. 2根管　　　　　　　　　　　406点→418点 改
　3. 3根管　　　　　　　　　　　570点→588点 改

【感染根管処置】（1歯につき）
　1. 単根管　　　　　　　　　　　130点→144点 改
　2. 2根管　　　　　　　　　　　276点→294点 改
　3. 3根管　　　　　　　　　　　410点→432点 改

【根管貼薬処置】（1歯1回につき）
　1. 単根管　　　　　　　　　　　　20点→26点 改
　2. 2根管　　　　　　　　　　　　22点→30点 改
　3. 3根管　　　　　　　　　　　　30点→40点 改

【根管充填】（1歯につき）
注）加圧根管充填を行った場合は、単根管、2根管または3根管以上の所定点数に、128点、152点または184点をそれぞれ加算する。改

◆修復治療

【初期う蝕小窩裂溝填塞処置】→【初期う蝕早期充填処置】
　　　　　　　　　　　　　　　　120点→122点 改
【歯冠修復物または補綴物の除去】（1歯につき）
　1. 簡単　　　　　　　　　　　　15点→16点 改
　1. 困難　　　　　　　　　　　　30点→32点 改
　1. 根管内ポストを有する鋳造体　50点→54点 改

6 手術

【歯科ドレーン法】　　　　　　　　　　　　　50点 新
［算定要件］
(1) 蜂窩織炎や膿瘍形成等、術後に滲出液、血液等の貯留が予想される患者に対して、部位数、交換の有無にかかわらず、歯科治療上必要な場合に、持続的な吸引を行った場合に1日につき、所定点数により算定する。
(2) ドレナージの部位の消毒等の処置料は、所定点数に含まれる。

【広範囲顎骨支持型装置埋入手術】（1顎一連につき）
　　　　　　　　　　　　　　　　　　　要施設基準
　1. 1回法による手術　　　　　　　　14,500点 新
　2. 2回法による手術
　　イ. 1次手術　　　　　　　　　　11,500点 新
　　ロ. 2次手術　　　　　　　　　　 4,500点 新
注）2/3顎以上の範囲にわたる場合は所定点数に4,000点を加算する（詳細はp.184を参照）。

【広範囲顎骨支持型補綴診断料】　　　　　1,800点 新
【広範囲顎骨支持型補綴】
　　　　　　　　　　　　　　　　　　　施設基準あり
　1. ブリッジ形態のもの　18,000点（3分の1顎につき）新
　2. 床義歯形態のもの　　13,000点（1顎につき）新

[算定要件]
(1) 広範囲顎骨支持型装置埋入手術に係る施設基準に適合しているものとして地方厚生局長等に届け出た保険医療機関において、当該補綴に係る補綴物の印象採得から装着までの一連の行為を行った場合に、補綴治療を着手した日において算定する。
(2) 保険医療材料料は所定点数に含まれる。

【広範囲顎骨支持型補綴物修理】　　　1,200点 新

施設基準なし

【上顎骨形成術】
・骨移動を伴う場合　　　72,900点 新

【下顎骨形成術】
・骨移動を伴う場合　　　54,210点 新

注) 別に厚生労働大臣が定める施設基準に適合しているものとして地方厚生局長等に届け出た保険医療機関において、先天異常に対して行われた場合にかぎり算定する。新

7 歯冠修復

【歯冠形成】(1歯につき)

1. 生活歯歯冠形成
    - イ. 鋳造冠　　　300点 → 金属冠 306点 改
    - ロ. ジャケット冠　　　300点 → 306点 改
2. 失活歯歯冠形成
    - イ. 鋳造冠　　　160点 → 金属冠 166点 改
    - ロ. ジャケット冠　　　160点 → 166点 改
3. 窩洞形成
    - イ. 単純なもの　　　54点 → 60点 改
    - ロ. 複雑なもの　　　80点 → 86点 改

【う蝕歯即時充填形成】(1歯につき)

120点 → 126点 改

【支台築造印象】(1個につき)

20点 → 22点 改

【印象採得】
　1. 歯冠修復 (1個につき)
　　ロ. 連合印象　　　　　　　60点 → 62点 改

【咬合採得】
　1. 歯冠修復 (1個につき)　　14点 → 16点 改

【充填】(1歯につき)
　1. 単純なもの　100点 → 1 充填1
　　　　　　　　　イ. 単純なもの → 102点 改
　　　　　　　　　ロ. 複雑なもの → 152点 改
　2. 複雑なもの　148点 → 2 充填2
　　　　　　　　　イ. 単純なもの → 57点 改
　　　　　　　　　ロ. 複雑なもの → 105点 改

注1) 歯質に対する接着性を付与または向上させるために歯面処理を行う場合は1により、それ以外は2により算定する。改

注2) 充填1の歯面処理に係る費用は、所定点数に含まれるものとする。改

【装着料】
　1. 歯冠修復 (1個につき)　45点 ┐
　　　　　　　　　　　　　　30点 ┘→ 45点 (統一)

⑧ ブリッジ

【印象採得】
　欠損補綴（1装置につき）
　　イ. 連合印象　　　　　　　225点 →228点 改
　　ロ. 特殊印象　　　　　　　265点 →270点 改
　　ハ. ワンピースキャストブリッジ
　　　（1）支台歯とポンティック　→　支台歯とポンティック
　　　　　（ダミー）の数の合計が　　　の数の合計が5歯以下
　　　　　5歯以下の場合　　　　　　　の場合
　　　　　　　　　　　　　　　　　275点 →280点 改
　　　（2）支台歯とポンティック　→　支台歯とポンティック
　　　　　（ダミー）の数の合計が　　　の数の合計が6歯以上
　　　　　6歯以上の場合　　　　　　　の場合
　　　　　　　　　　　　　　　　　326点 →332点 改
【ポンティック（ダミー）】（1歯につき）→【ポンティック】（1歯につき）
　　　　　　　　　　　　　　　　　428点 →434点 改

◆接着ブリッジの適応範囲の拡大

【歯冠形成】（1歯につき）

金属冠については、前歯の4分の3冠、前歯のレジン前装金属および接着ブリッジのための支台歯の歯冠形成は、所定点数に490点を加算する。改

【金属歯冠修復】（1歯につき）

［算定要件］
・接着冠に係る金属歯冠修復および保険医療材料料は、前歯部については4分の3冠に準じて算定し、臼歯部については5分の4冠に準じて算定する。改

9 有床義歯

【有床義歯】
1. 局部義歯（1床につき）
   - イ. 1歯から4歯まで　　　550点 → 560点 改
   - ロ. 5歯から8歯まで　　　676点 → 690点 改
   - ハ. 9歯から11歯まで　　 900点 → 920点 改
   - ニ. 12歯から14歯まで　1,310点 → 1,340点 改
2. 総義歯（1顎につき）
   　　　　　　　　　　　 2,060点 → 2,100点 改

【鋳造鉤】
1. 双歯鉤　　　　　　　224点 → 双子鉤 230点 改
2. 両翼鉤　　　　　　　208点 → 二腕鉤 212点 改

【フック、スパー】（1個につき）
　　　　　　　　　　　　　　96点 → 103点 改

　　注）保険医療材料料は、所定点数に含まれるものとする。 新

【バー】（1個につき）
1. 鋳造バー　　　　　　　　430点 → 438点 改
2. 屈曲バー　　　　　　　　240点 → 248点 改

【有床義歯修理】（1床につき）
　　　　　　　　　　　　　　220点 → 224点 改
　　注）歯科技工加算　　　　20点 → 22点 改

【有床義歯内面適合法】
1. 局部義歯（1床につき）
   - イ. 1歯から4歯まで　　　205点 → 210点 改
   - ロ. 5歯から8歯まで　　　250点 → 260点 改
   - ハ. 9歯から11歯まで　　 340点 → 360点 改

> ニ．12歯から14歯まで　　　540点→560点 改
> 2．総義歯（1顎につき）
>
> 　　　　　　　　　　　　　　750点→770点 改

10 在宅

1．歯科訪問診療料の見直し

> ・歯科訪問診療1　　　　　830点→850点 改
> ・歯科訪問診療2　　　　　380点
>
> [歯科訪問診療1の算定要件]
> 　在宅等において療養を行っている通院困難な患者1人に対し、当該患者が居住する建物の屋内において、次のいずれかに該当する歯科訪問診療を行った場合に算定する。
>
> (イ) 患者の求めに応じた場合（患者1人に限る）
> (ロ) 歯科訪問診療に基づき継続的な歯科診療の必要が認められた患者であって、患者の同意を得た場合
> 　上記(イ)または(ロ)の患者であって、1人の患者を診療した場合。
> (1) 20分以上の場合（20分未満であっても患者の容体が急変し、やむを得ず治療を中止した場合は算定可）：歯科訪問診療1 改
> (2) 20分未満の場合：初診料または再診料

	同一の建物において	
	・20分以上 ・容体急変による20分未満	20分未満
患者1人	歯科訪問診療1　850点	初・再診料
複数患者	歯科訪問診療2　380点	

2. 歯科訪問診療補助加算の新設

【歯科訪問診療補助加算】(1日につき)

同一建物居住者以外の場合　　　　　　　110点 新

同一建物居住者の場合　　　　　　　　　45点 新

[算定要件]
　在宅療養支援歯科診療所に属する歯科衛生士が、必要があって歯科訪問診療の補助を行うために歯科訪問診療を行う歯科医師と同行し、実際に歯科訪問診療の補助を行った場合は、歯科訪問診療補助加算として1日につき歯科訪問診療料の所定点数に加算する。

3. 在宅患者等急性歯科疾患対応加算の見直し

【歯科訪問診療補助加算】
注)在宅患者等急性歯科疾患対応加算(1日につき)

イ.1回目　　170点 ─┐　　イ.同一建物居住者以外
ロ.2回目以降 90点 ─┘　　　　　　　　　　　170点 改

　　　　　　　　　　　　ロ.同一建物居住者
　　　　　　　　　　　　　(5人以下)　　　85点 改

　　　　　　　　　　　　ハ.同一建物居住者
　　　　　　　　　　　　　(6人以上)　　　50点 改

11 保険診療上の歯科用語の平易化

難解であるとの指摘のある保険診療上の歯科用語については、学会等からの提案も参考としつつ、患者からみてよりわかりやすい用語に改める。

現行	改定
歯牙	歯
歯周組織検査	歯周病検査
初期う蝕小窩裂溝填塞処置	初期う蝕早期充填処置
鋳造冠	金属冠
前装鋳造冠	レジン前装金属冠

疾患・処置&保険請求

- う蝕・歯内
- 歯周治療
- 外科
- 欠損補綴
- 在宅・その他

＊硬組織処置＊

　う蝕処置において、まずう窩の開拡と軟化象牙質の除去を行わなければなりません。一般に軟化象牙質の中には、無数の細菌が存在しており、消毒剤に対しても比較的強い抵抗力を有しています。これを完全に除去しないとう蝕の再発などを起こしやすく、また歯質を変色させ、応用薬剤の浸透作用をも阻害し、その効果を減弱させてしまいます。治療を成功させるためには、徹底した軟化象牙質の除去が不可欠です。

軟化象牙質の鑑別法
1）象牙質の硬さ
　健康象牙質は、探針などで触診すると堅固で滑沢です。軟化象牙質は軟らかく、湿った感じがします。
2）象牙質の着色状態
　健康象牙質は黄白色を呈し、軟化象牙質は暗褐色などに着色しています。
3）X線検査の応用
　軟化象牙質は、健康象牙質に比べX線透過性が高いです。
4）薬剤の応用
　ヨード、マーキュロクロム、クレオソートや市販の検知薬などの薬剤をう窩に塗布し、その呈色状態により判断することができます。

＊う蝕以外の硬組織疾患＊

1）破折
　破折の原因には、直接的原因と間接的原因が考えられます。
①直接的原因：交通事故、スポーツ事故、転倒、異常な咬合圧、歯科治療時の事故など
②間接的原因：大きな窩洞、太すぎるメタルコア、歯頸部の歯質くさび状欠損、失活による歯質の脆弱化など
　破折線は、縦裂・横裂・斜裂とさまざまに組み合わさって発生します。また、歯髄の損傷の有無によっても治療法が異なりますので、十分に検査を行い治療計画を立案することが重要です。

2）咬耗
　咀嚼作用により、エナメル質および象牙質の一部が損耗することをいいます。一般的に加齢とともに進行し、歯髄腔の変化もみられます。

3）磨耗
　歯牙は萌出してから、各種の器械的作用にさらされ、加齢とともに摩滅していきます。咬耗以外の損耗をいいます。原因には、歯ブラシによる磨耗、義歯およびクラスプによる磨耗、楽器や特殊な職業による磨耗などがあります。

4）侵蝕症
　化学的作用、とくに酸作用による歯面の脱灰が起こり、さらに歯面に物理的な力が加わり歯牙の実質欠損が起こることをいいます。酸を多用する職業の人、ジュース、合成飲料の過剰摂取、まれに胃酸や医療品によって起こる場合もあります。

1. 初期う蝕早期充填処置（$C_0 \cdot C_1$）

　初期う蝕早期充填処置は、解剖学的にう蝕の好発部である乳歯および幼若永久歯の小窩裂溝に対して、う蝕の発生を予防するために接着性の高いレジンを用いて機械的に填塞を行う処置のことです。

　歯質の削除や形成を行わないのが特徴であり、このことから、表層脱灰またはう蝕が表層にとどまっているものに応用すべきです。そのため、う蝕が初期のものであるかどうか精査することが重要です。

　幼若永久歯の萌出状況には個人差があり、処置の時期は歯科医学的に判断するものです。年齢制限はとくにありませんが、歯根未完成の時期と考えるのが一般的です。

術式
①診断、管理計画書を作成
②トゥースブラシ、ラバーカップ等で歯面の清掃、乾燥を行う
③歯面のエッチング、十分な洗浄、乾燥後に小窩裂溝部にシーラントを流し込む。窩洞形成は行わない。
　エッチング液は、不必要な歯面に流れないように注意する
④光照射にて硬化させる

う蝕・歯内療法　処置

傷病名： |E6　C

4/1		初診	218
		歯科疾患管理料（初回）、継続管理の必要性を説明、母親の同意を得て管理計画書作成	110
	|E6	歯面清掃、早期充填処置	133×2
		歯科衛生実地指導（実地指1）	80

ワンポイント アドバイス

1）初期う蝕早期充填処置は、乳歯および幼若永久歯の初期う蝕に限ります。
2）初期う蝕に罹患している小窩裂溝に行う前処置、清掃を行った費用は別に算定できません。
3）1歯につき、初期う蝕早期充填処置（122点）と歯科充填用材料Ⅰの単純なもの（11点）とあわせて133点の算定となります。
4）う蝕の感受性、歯の交換期などの口腔環境や発育時期などによって必ずしも一定ではありませんが、3～6ヵ月の間隔で定期検診を実施することが大切です。
5）6歳未満の乳幼児または著しく歯科治療が困難な者を診療した場合は、194点になります。

2. 乳幼児う蝕薬物塗布処置（$C_0・C_1$）

　乳幼児のう蝕に対して、軟化象牙質等を除去した後、充填を行わずにフッ化ジアンミン銀等の塗布を行う処置です。

　小窩裂溝内への銀沈着による機械的な填塞作用、銀イオンによるオリゴジナミー作用、タンパク質を凝固して有機質を強化する作用を期待する鍍銀法とフッ化物塗布との両方の効果を期待する乳歯のう蝕進行防止の処置です。

術式
①診断、管理計画書を作成
②歯牙沈着物、軟化象牙質等を除去
③歯面の十分な清掃、防湿、乾燥
④小綿球にフッ化ジアンミン銀等の薬物を浸ませ3～4分間塗布する。患歯数、症状により適宜増減する
⑤防湿除去後、水にて洗口する
⑥通常3～4回、②～⑤の術式を数日間隔で行う

う蝕・歯内療法　処置

傷病名：BA|AB　C₁

4/1		初診	218
		＋乳幼児加算 ㋱	40
		歯科疾患管理料(初回)、継続管理の必要性を説明、母親の同意を得て管理計画書作成	110
	BA|AB	乳幼児う蝕薬物塗布処置(サホライド)	75
4/8		再診	42
		＋乳幼児加算 ㋱	10
	BA|AB	乳幼児う蝕薬物塗布処置(サホライド)	75

ワンポイント アドバイス

1) 乳幼児とは6歳未満をいいます。乳歯、永久歯にかかわらずサホライド等の薬物を塗布した場合に算定します。

2) 6歳未満の乳幼児は㋱加算として初診料に40点、再診料に10点を加算します。

3) 薬物塗布を行った場合は、1口腔1回につき、3歯までは40点(60点)、4歯以上は50点(75点)を算定します。〈(　)は6歳未満の乳幼児の場合です〉

4) 乳歯う蝕(歯頸部に広汎性に多発するう蝕)の初期の場合は、サホライド等の薬物塗布を行い、う蝕の進行を抑制し経過をみる場合があります。

5) 薬物塗布後、歯牙が黒色に変色することを保護者に伝えておくとよいでしょう。

3. う蝕歯即時充填形成（$C_1・C_2$）

う蝕歯即時充填形成（充形）はう歯または二次う蝕に対して1日で当該歯の窩洞形成を完了し、充填を行った場合に算定します。充形には浸麻、歯髄保護処置（覆罩）、窩洞形成、特定薬剤料等の費用が含まれます。また軟化象牙質を除去したことによるう蝕処置の費用および旧修復物、旧充填物の除去の費用も別途算定できません。

術式（光CR充填の場合）
①X線検査後、診断、管理計画書を作成
②軟化象牙質の除去、二次う蝕では旧充填物の除去
③窩洞形成　④歯面処理　⑤光CR充填　⑥光CR研磨

ワンポイント アドバイス

1) $\underline{1}$ は1日で窩洞形成を完了し充填まで行っているので充形を算定します。
2) 充形と同日に行った浸麻、除去、う蝕処置、歯髄保護処置（覆罩、PCap）は別途算定できません。ただし下顎孔および眼窩下孔への伝達麻酔は別に算定できます。
3) $\underline{6}$ は深部う蝕のため、浸麻後、歯髄鎮静の目的で覆罩を行い、1週間後に経過良好であることを確認後、充填したケースです。次回の来院時に充填を行う場合、初回の処置は充形は算定せずに浸麻、う蝕処置、覆罩のそれぞれの処置の算定となります。不適合充填物を除去した場合は除去の算定も可となり、充填時は窩洞形成の算定になります。本ケースは隣接面を含まない窩洞なので単純なもの60点となります。
4) 歯面処理、充填物の研磨は算定できません。
5) 充填の費用は1歯単位、材料料は窩洞単位となりま

う蝕・歯内療法　処置

傷病名：　|1 6 C₂

4/1		初診	218
	|1	近、遠心に二次う蝕を認める	/
	|6	小窩裂溝う蝕を認める	/
		X-Ray(D) 2F	48×2
		歯科疾患管理料(初回)、管理計画書を作成	110
	|1	浸麻、CR除去、軟象除去　覆罩	/
		充形	126
		歯面処理	/
		充填1(光CR充)(M/D)1歯2窩洞	152+ (28×2)
		光CR研磨	/
	|6	OA浸麻キシロカイン Ct	30+6
		う蝕処置(軟象除去)	18
		間接歯髄保護処置	30
4/7		再診	42
	|6	窩洞形成(単純)	60
		歯面処理	/
		充填1(光CR充)(O)	102+11
		光CR研磨	/

す。歯質に対する接着性を付与していますので、本ケースでは、|1 は近遠心の両隣接面を含むので「充填1　ロ.複雑なもの」152点と充填材料Ⅰ「複雑なもの」28点×2を算定します。また|6 は隣接面を含まないので「充填1　イ.単純なもの」102点と充填材料Ⅰ「単純なもの」11点を算定します。

6) WSD(歯質くさび状欠損)、Att(咬耗症)に充填した場合の充填の費用は「単純なもの」となります。

4. う蝕歯即時充填形成(う蝕無痛)($C_1 \cdot C_2$)

う蝕歯即時充填形成のために、レーザー照射により無痛的にう蝕除去および窩洞形成を完了し、充填を行った場合には所定点数にう蝕歯無痛的窩洞形成加算40点を加算します(う蝕無痛)。なお、エンジン、エアータービン等歯科用切削器具を用いた場合は算定できません。また、レーザーは施設基準※に適合するものとして、地方厚生(支)局長に届け出た保険医療機関において算定できます。

[施設基準]
(1) 当該レーザー治療に係る専門の知識および5年以上の経験を有する歯科医師が1名以上いること。
(2) 無痛的に充填するためのう蝕除去および窩洞形成が可能なレーザー機器を備えていること。

保険承認機種　(2008年3月15日現在)
- エルビウム・ヤグレーザー
- 罹患象牙質除去機能付レーザー

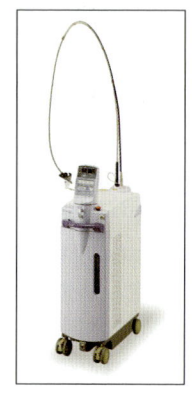

・Er:YAG レーザー装置
(アーウィン アドベール
「25pps」タイプ、㈱モリタ)

う蝕・歯内療法　処置

傷病名：6̲ C₂

4/1	初診	218
	6̲ 中央小窩、遠心小窩にう蝕を認める	/
	X-Ray(D) 1F	48×1
	充形、レーザー照射	126
	う蝕無痛加算	+40
	歯面処理	/
	充填1(光CR充)(O・O)	102+11
	近心小窩・遠心小窩	/
	光CR研磨	/

ワンポイント アドバイス

1) 6̲ はレーザー照射による無痛的な充填形成を行ったので、充形の126点にう蝕無痛加算の40点を算定します。また算定にあたっては、う蝕無痛の当該部位(6̲)をレセプトの「摘要」欄に記載しなければなりません。

2) 歯面処理、充填物の研磨は算定できません。

3) 本ケースは咬合面に2窩洞充填しています。充填の費用は1歯単位、材料料は窩洞単位となりますが、同一面に複数の窩洞が存在する場合については、1窩洞として扱います。また歯面に対する接着性を付与するために、歯面処理をしていますので「単純なもの」102点と充填材料Ⅰ「単純なもの」11点を算定します。

4) 充形は初回にう蝕処置等を算定し、2回目以降に充填を行う場合は算定できません。また、自院で行った歯髄除去療法(切断、抜髄)後に充填修復をする場合は、充形の算定ではなく窩洞形成の算定となります。

5. う蝕歯インレー修復（$C_1 \cdot C_2$）

う蝕歯インレー修復形成（修形）

インレー修復形成（修形）は、う歯に対して1日で窩洞形成を完了し、印象採得、咬合採得までを行うものです。

二次う蝕において修復物、または充填物の除去後、同日に新たなインレー修復のための窩洞形成を行った場合は、修形を算定します。この場合、軟化象牙質を除去したことによるう蝕処置の費用および修復物、充填物の除去の費用は別途算定できません。

鋳造歯冠修復としてのインレーは、所定点数＋メタル材料料により算定します。

隣接面を含まない窩洞を単純なもの、含むものを複雑なものといいます。

術式
1日目
①X線検査
②診断、管理計画書の作成
③旧修復物除去、軟化象牙質除去
④窩洞形成
⑤寒天＋アルジネート連合印象、パラフィンワックス咬合採得
2日目
インレー（12％金パラ〔MO〕）を装着

う蝕・歯内療法　処置

傷病名：|6　C₂

4/1		初診	218
		X-Ray(D)1F	48
		歯科疾患管理料(初回)、継続管理の必要性を説明、同意を得て管理計画書を作成	110
	|6	OA浸麻	/
		インレー除去・軟化象牙質除去	/
		修形	120
		連imp	62
		BT	16
4/7		再診	42
	|6	インレー（12%金パラ〔MO〕）セット	518
		装着料	45
		接着性セメント	16

（2011.4月現在）

ワンポイントアドバイス

1）修形と同日に行った浸麻、除去、う蝕処置、歯髄保護処置は別途算定できません。ただし眼窩下孔および下顎孔伝達麻酔は別に算定できます。

2）咬合面から舌面、頬面にわたる窩洞のように隣接面を含まないインレーは「単純なもの」として算定します。

3）継続管理の必要性があれば、患者の同意を得て管理計画書を作成し歯科疾患管理料を算定します。

疾患・処置&保険請求

6. インレー修復　KP($C_1 \cdot C_2$)

　初診日にう蝕処置等を行い次回にKP、インレー修復を行った症例です。

う蝕歯インレー修復(KP)
　着手したその日に窩洞形成まで完了し、印象採得、咬合採得を行う修形に対し、初日は旧修復物の除去、う蝕処置、歯髄保護処置等を行い、後日、修復のための窩洞形成を行った場合は窩洞形成（KP）で算定します。
　最初にう蝕処置を算定した場合は修形の算定はできません。窩洞形成算定以降は修形と同様に印象、BT、インレー装着となります。

術式
1日目
①X線検査
②診断、管理計画書の作成
③浸潤麻酔、旧修復物除去、軟化象牙質除去
2日目
窩洞形成、寒天＋アルジネート連合印象、パラフィンワックス咬合採得
3日目
インレー（12％金パラ〔MO〕）を装着

う蝕・歯内療法　処置

傷病名：|6　C

4/1		初診	218
	|6	X-Ray(D) 1 F	48
		歯科疾患管理料(初回)、継続管理の必要性を説明、同意を得て管理計画書を作成	110
		OA浸麻	30+6
		インレー除去	16
		う蝕処置(軟化象牙質除去)	18
4/15		再診	42
	|6	OA浸麻	／
		KP：窩洞形成(複雑)	86
		連合印象	62
		咬合採得	16
4/22		再診	42
	|6	インレー（12％金パラ〔MO〕)セット	518
		装着料	45
		接着性セメント	16

ワンポイント アドバイス

1) 初診日に行った浸麻、除去、う蝕処置は実態どおりの算定となります。
2) 症例は隣接面を含む窩洞形成のため「複雑なもの」で算定します。
3) KP時の浸麻はKPの所定点数に含まれるので算定できません。

7. 間接歯髄保護処置（C₁・C₂、単Pul）

　初診日にう蝕処置等を行い、次回にKP、光CR充填を行った症例です。

間接歯髄保護処置
　う窩の軟化象牙質除去後、または窩洞形成後の生活歯髄に対する種々の刺激を遮断するため、歯髄保護を目的として窩洞内に一層の被覆層を設けることを間接歯髄保護処置といい、保護処置剤の作用により歯髄の生物学的防御体制を促進、ないし恒久的に確立させようとする治療法です。う窩の処置として象牙質の削除を行うとともに間接歯髄保護処置を行った場合は、う蝕処置と間接歯髄保護処置の費用をそれぞれ算定します。

術式
1日目
①X線検査
②診断、管理計画書の作成
③浸潤麻酔、軟化象牙質除去
④間接歯髄保護処置
2日目
①窩洞形成、歯面処理
②光CR充填、CR研磨

ワンポイントアドバイス
1）初診日に行った浸麻、除去、う蝕処置は実態どおりの算定となります。
2）最初にう蝕処置と歯髄保護処置を行った場合、次回

う蝕・歯内療法　処置

傷病名：|5　C_2 単 Pul

4/1		初診	218
	|5	X-Ray(D)1F	48
		歯科疾患管理料(初回)、継続管理の必要性を説明、同意を得て管理計画書を作成	110
		OA浸麻	30+6
		う蝕処置(軟化象牙質除去)	18
		間接歯髄保護処置(グセ)	30
4/10		再診	42
	|5	OA浸麻	／
		KP：窩洞形成(単純)	60
		歯面処理	／
		充填1(光CR充填)(OとB)	102+11×2
		研磨	／

の窩洞形成はKPでの算定となり、う蝕歯即時充填形成(充形)の算定はできません。

3) KP時の浸麻はKPの所定点数に含まれるので算定できません。

4) 充填の費用は1歯単位、材料料は窩洞単位となります。歯面処理を行っていますので、症例は1歯で咬合面と頬面の「単純なもの」2窩洞なので102(充填)＋11(材料料)×2の算定です。

5) 間接歯髄保護処置は、保護処置後約1週間程度の経過観察を必要とします。症例は歯髄保存療法(歯髄保護処置)により処置が完了したので、レセプト病名は「Pul」ではなく「C」となります。

6) 歯冠形成後の間接歯髄保護処置の算定はできません。

8. 直接歯髄保護処置（C_1・C_2、単 Pul）

　直接歯髄保護処置とは、軟化象牙質除去時あるいは窩洞形成中に偶発的に露髄した場合、歯髄に直接薬剤を被覆して歯髄の生活力を活発にし、第二象牙質（補綴象牙質）の形成を促進して外来刺激を遮断する治療法です。

　う窩の処置として象牙質の削除を行うとともに直接歯髄保護処置を行った場合は、う蝕処置と直接歯髄保護処置の費用をそれぞれ算定します。直接歯髄保護処置を行った場合は、1ヵ月以上経過観察を行った後に充填します。

術式
1日目
①X線検査　②診断、管理計画書の作成
③浸潤麻酔、旧修復物除去、
④う蝕処置（軟化象牙質除去）
2日目
①浸潤麻酔
②直接歯髄保護処置
③う蝕処置（暫間充填）
1ヵ月以上経過後、充填

ワンポイントアドバイス
1）直接歯髄保護処置は、保護処置後約1ヵ月以上の経過観察が必要です。
2）処置内容および経過観察期間等について患者に説明し、その概要をカルテに記載します。
3）直接歯髄保護処置を算定した場合は、行った年月日をレセプト「摘要」欄に記載します。

う蝕・歯内療法　処置

傷病名：|4 C₂単Pul

4/1		初診	218
	|4	X-Ray(D) 1 F	48
		歯科疾患管理料(初回)、継続管理の必要性を説明、同意を得て管理計画書を作成	110
		OA浸麻	30+6
		CR除去	16
		う蝕処置(軟化象牙質除去)	18
4/11		再診	42
	|4	OA浸麻	／
		直接歯髄保護処置(水酸化Ca製剤＋セメント裏装)	120
		う蝕処置(暫間充填)	18
		1ヵ月以上の経過観察と症状が消退していれば充填を行う旨説明	／
5/15		再診	42
		病状消失	／
	|4	KP:窩洞形成(単純)	60
		歯面処理	／
		光CR充填(O)	102+11
		研磨	／

4）歯質に対する接着性を付与するために歯面処理を行っていますので、充填1の「イ.単純なもの」102点+11点の算定になります。

5）歯髄除去をしないので単Pulであってもレセプトは「C」病名となります。

9. 歯髄温存療法（C_1・C_2、単 Pul）

　歯髄温存療法（AIPC）とは、う窩が大きく感染した軟化象牙質をすべて除去すれば歯髄が露出し、歯髄の除去に至る可能性がある深在性のう蝕歯（臨床的に健康な歯髄を有する、または可逆性歯髄炎を伴ううしょく歯）に対して、感染歯質を一部残し、無菌化、再石灰化および修復象牙質の形成を促すための水酸化カルシウム製剤等を貼付して感染部の治癒を図る治療法です。歯髄温存療法を行った場合は、3ヵ月以上経過観察後、歯冠修復等を実施します。

術式
1日目
①X線検査
②診断、管理計画書の作成
③浸潤麻酔、旧修復物除去、
④う蝕処置（軟化象牙質一部除去）
2日目
①歯髄温存療法
②暫間充填
1〜3ヵ月の経過中
計画的に水酸化カルシウム製剤等の貼付
3ヵ月以上経過後
歯冠修復

ワンポイントアドバイス

1）歯髄温存療法は3ヵ月以上の経過観察を行うが、算定は歯髄保護処置を行った最初の日にする。また、レセプト摘要欄にその実施年月日を記載します。

う蝕・歯内療法　処置

傷病名：|4 C₂単Pu

4/1		初診	218
	|4	X-Ray(D) 1F	48
		歯科疾患管理料(初回)	110
		OA浸麻	30+6
		CR除去	16
		う蝕処置(軟化象牙質一部除去、暫間充填)	18
4/11		再診	42
	|4	OA浸麻	／
		う蝕処置(軟化象牙質除去)	／
		う蝕が深いこと、歯髄に至る可能性があることを説明し歯髄温存療法を行い、経過観察することの同意を得る	／
		歯髄温存療法 (水酸化Ca製剤貼付)	150
		暫間充填	／
		3ヵ月以上の経過観察と症状が消退していれば歯冠修復を行う旨説明、計画的な来院を指示	／

2) 経過観察中のう蝕処置、再貼薬等の費用は算定できません。
3) 経過観察中に抜髄となった場合の費用は、抜髄の点数より歯髄温存療法150点を減じた点数となります。単根管78点、2根管268点、3根管以上438点です。
4) 歯髄温存療法前に行う、う蝕処置は算定できます。

10. 歯髄保護処置→抜髄（C→Pul）

　歯髄保存療法（覆罩）としてう窩の状態、深度により各種歯髄保護処置を行っても、予後が悪く抜髄に至ることは少なくありません。

　歯髄温存療法および直接歯髄保護処置の経過観察中（歯髄温存療法を行った日から３ヵ月以内・直接歯髄保護処置を行った日から１ヵ月以内）に予後不良により抜髄に至った場合は、抜髄の費用から歯髄保護処置の費用を差し引いた点数で算定します。なお、間接歯髄保護処置後、抜髄を行った場合は、そのまま抜髄の費用を算定します。

術式（直接歯髄保護処置→抜髄）
１日目
①X線検査
②診断、管理計画書の作成
③浸潤麻酔、旧修復物除去、
④う蝕処置（軟化象牙質一部除去）
⑤直接歯髄保護処置
２日目
症状悪化のため麻酔抜髄
３日目以降
①根管貼薬
②根充、歯冠修復へ

ワンポイントアドバイス

1）120点以上の処置（直接歯髄保護処置：120点）に麻酔を行った場合、浸麻の費用は含まれるので別に算定できません。

う蝕・歯内療法　処置

傷病名：|4 C₂単Pul→C₃急化Pul

4/1		初診	218
	|4	X-Ray(D)1F	48
		歯科疾患管理料(初回)	110
		OA浸麻	/
		CR除去	16
		う蝕処置(軟化象牙質除去)	18
		直接歯髄保護処置	120
4/6		再診　疼痛発現のため来院	42
	|4	打診痛(＋)、冷温水痛(＋)	/
		咬合調整で経過観察	/
4/14		再診	42
		症状悪化。歯髄の保存が不可能な旨説明。抜髄処置について患者の同意を得る	/
	|4	OA浸麻	/
		抜髄(2根管)	418 -120
4/20		再診	42
	|4	根管貼薬処置	30

2) 軟化象牙質除去時に露髄したこと、直接歯髄保護処置や経過観察期間について、患者に説明します。

3) 予後不良により歯髄の保存が不可能であることを説明し、抜髄を行うことに同意を得ることが必要です。

4) 直接歯髄保護処置後1ヵ月以内の抜髄処置なので2根管抜髄：418点－直覆罩：120点＝298点の算定となります。

11. 歯髄炎(Pul) 生活歯髄切断法・失活歯髄切断法

生活歯髄切断法

　病的状態が歯冠部のみにあると診断した場合、冠部歯髄を除去し根部歯髄を生活したまま残留させ、切断面の瘢痕治癒と新生象牙質での閉鎖を目的として行う処置です。

　長所は根未完成歯において実施すれば、その後も根の形成が続行され、固有の発育が完成されます。

【適応症】

　急性単純性歯髄炎、急性化膿性歯髄炎、慢性潰瘍性歯髄炎、慢性増殖性歯髄炎

失活歯髄切断法

　歯髄失活法により無知覚にした歯髄のうち、歯冠部のみ除去して根部歯髄を凝固壊死させ、それに対する歯根膜の異物排除機転を利用して治癒、あるいは生理的改造現象を営ませます。

【適応症】

　生活歯髄切断法に準ずる

術式

1日目
① X線検査
② ラバーダム防湿、生活歯髄切断法
③ 水酸化カルシウム製剤応用後、セメント裏装
2日目：FMCの形成、印象採得
3日目：FMC セット

う蝕・歯内療法　処置

傷病名：|6 C₃急化Pul

4/1		初診	218
		歯科疾患管理料（初回）	110
	|6	自発痛（＋）	／
		X-ray(D) 1F	48
		OA浸麻	／
		ラバーダム防湿	／
		生活歯髄切断	230＋40
		セメント裏装	／
4/8		再診	42
	|6	自発痛（－）	／
		生PZ	306
		連 imp	62
		BT	16
4/15		再診	42
	|6	自発痛（－）	／
		FMC（12％金パラ）セット	824
		装着料	45
		レジンセメント	16
		クラウン・ブリッジ維持管理料	100

ワンポイント アドバイス

1) 生切後の形成はKPまたは生PZで算定します。失切後は失PZで算定します。
2) 歯根完成期以前および乳歯に対して生切を行った場合は40点を加算します。

12. 歯髄炎(Pul) 抜髄法

歯髄炎の診断

　歯髄炎の臨床的診断の目的は、治療方針を立案することにあります。病的状態を判定するために類症と区別します。その方法として以下のような診査方法があります。

①問診：主訴、既往歴、現症などを聞き取る。
②視診：実質欠損、う窩の状態・着色、歯肉瘻孔の有無などを診断する。
③打診：患歯を垂直、頬舌、近遠心的に軽打し、また隣在歯も同様に比較診査する。
④触診：患部を探針で、また手指により根尖部歯肉、リンパ節を診査する。
⑤動揺度：脱臼や破折の有無を検査する。
⑥温度診：温熱、冷熱で反応の有無を診査する。
⑦電気的診断：電気歯髄診断器を用いて、反応する電流の量や反応の有無で診断する。
⑧化学診：エタノール、ホルマリン、酢酸水、砂糖水などで反応を診る。
⑨X線診査法：う窩の状態、根尖部の透過像の有無および状態などを診る。
⑩その他：透照診査、試験的窩洞形成診査法、麻酔診、細菌的診査法などがある。

　診査により、鎮静法、歯髄保護法、歯髄切断法、抜髄法、抜歯などを選択します。

術式

①1日目：X線検査、麻酔下にて抜髄
②2日目：根管充填、X線検査（確認）

郵便はがき

料金受取人払郵便

神田支店
承認

4441

差出有効期間
平成25年11月
24日まで

切手不要

101-8791

516

(受取人)
東京都千代田区神田錦町1-14-13
錦町デンタルビル

㈱デンタルダイヤモンド社

愛読者係 行

フリガナ お名前				年齢	歳
ご住所	〒 − ☎ − −				
ご職業	1.歯科医師(開業・勤務)医院名(　　　　　　　　　) 2.研究者　研究機関名(　　　　　　　　　　　　　) 3.学生　在校名(　　　　　　　) 4.歯科技工士 5.歯科衛生士　6.歯科企業(　　　　　　　　　　)				

取得した個人情報は、弊社出版物の企画の参考と出版情報のご案内のみに利用させていただきます。

愛読者カード

2012年保険改定対応ポケットブック
〔書　名〕　**疾患・処置&保険請求**

- **本書の発行を何でお知りになりましたか**
  1. 広告（新聞・雑誌）　紙（誌）名（　　　　　　　　）2．DM
  3. 歯科商店の紹介　4．小社目録・パンフレット
  5. 小社ホームページ　6．その他（　　　　　　　　）

- **ご購入先**
  1. 歯科商店　2．書店・大学売店
  3. その他（　　　　　　　　）

- **ご購読の定期雑誌**
  1. デンタルダイヤモンド　　2．歯界展望　3．日本歯科評論
  4. ザ・クインテッセンス　　5．その他（　　　　　　　　）

- **本書へのご意見、ご感想をお聞かせください**

- **今後、どのような内容の出版を希望しますか**
  （執筆して欲しい著者名も記してください）

新刊情報のメールマガジン配信を希望の方は下記「□」にチェックの上、メールアドレスをご記入下さい。

　　　　　　　　□希望する　　□希望しない

E-mail:

| 編 | 業 |

う蝕・歯内療法　処置

傷病名：|6 C₃急化Pul

4/1		初診	218
	|6	自発痛(+)	/
		X-Ray(D) 1F	48
		OA浸麻	/
		ラバーダム防湿	/
		抜髄	588
		EMR(3根)	60
		セメント仮封	/
4/5		再診	42
	|6	ラバーダム防湿	/
		根管充填	110
		加圧根充加算	184
		X-Ray(D.確認)	38

ワンポイント アドバイス

1) 加圧根充加算を算定する場合は、根充後のX線検査が必要です。
2) 1日で即根充を行った場合、所定点数で算定します。

13. 感染根管処置(Puエソ、Puエシ、Per)

　感染状態にある根管内を、機械的および化学的に無菌状態にする処置を行い、その後根管充填を行います。
　急性症状がある場合は、次のような方法で急性症状の消退を確認して根管治療に入ります。
1) 根管に排膿路を求める場合
　窩洞に綿球を置き、根管を開放状態に放置します。
2) 薬剤の投与により、急性症状を緩和します。
3) 咬合調整により、咬合圧の軽減を行います。
4) 歯肉切開により、排膿路を確保します。

▪ 根管形成(RCP)の目的と意義
　①根管内壁に残存する組織片や、腐敗分解して起炎物質となる、また細菌感染を誘発させるような有機物質を取り除くこと、②感染根管では根尖性疾患の発生因子である細菌や歯髄の壊死組織片などを機械的に清掃し、さらに細菌の侵入している象牙質を化学的に無菌状態にすること、③根充に備えアピカルシートやステップを作り、根管壁を滑沢にします。

▪ 加圧根充(CRF)の目的
　根管内で化学的に変化のない物質を加圧填塞します。この処置は根管を再感染から防止することにあります。すなわち、根管治療によって清掃、消毒、滅菌された根管内を緊密に閉鎖して根尖孔からの組織液および細菌の侵入を遮断し、微生物の発生を抑止することが目的です。

術式
①X線検査により病巣の状態を確認
②病巣の内圧を軽減するために、根管の開放と膿瘍切開
③経過良好を認めた場合、根管充填

うしょく・歯内療法　処置

傷病名： |6̲　C₃急化Per　AA

4/1		初診	218
	|6̲	自発痛（＋）　打診痛（＋）	／
		X-Ray（D）1F：根尖部透過像あり	48
		口腔内消炎手術（切開・排膿）	230
		ラバーダム防湿	／
		感染根管処置（サンダラック開放・NC・Gu）	432
		処方せん	68
4/4		再診	42
	|6̲	自発痛（－）	／
		ラバーダム防湿	／
		根管貼薬処置　出血（－）排膿（＋）（NC・FC・EZ）	40
		EMR（3根）	60
4/9		再診	42
	|6̲	ラバーダム防湿	／
		根管貼薬処置　排膿（－）（NC・FC・EZ）	40
		細菌簡易培養検査（S培）結果（－）	60

ワンポイント　アドバイス

1）口腔内消炎手術と感染根管処置の同日算定は可です。
2）歯髄切断・抜髄・感染根管処置・抜歯に伴う咬合調整は、所定点数に含まれるので算定できません。
3）S培の算定は、1歯単位で必要に応じて行った回数を算定できます。
4）加圧根充には、垂直、水平方向の2種類があります。

14. 感染根管処置(Per 再治療が必要な場合)

　根管充填後、自発痛および打診痛などが起こり、痛みが継続する場合、再度の根管治療が必要なケースがあります。
　根管の複雑性から考えれば、抜髄時にすべての歯髄組織を除去することは難しいことです。また、感染根管治療において無菌状態を確保することは困難なことです。このようなときは、根充剤を除去し再度根管治療を行わなければなりません。
　同一初診内での再治療の場合は、根管貼薬から始まります。治療後、予後がよければ再度根管充填を行い、その点数は算定可能です。

術式
1日目
①X線検査（診断）
②感根即充
③EMR
④加圧根充
⑤X線検査（確認）
⑥経過観察
2日目：予後不良のため再治療
①根管貼薬
②EMR
3日目以降
①根管充填
②X線検査（確認）

🟢 **ワンポイント** アドバイス

1) 2度目の感染根管処置および加圧根充は算定不可ですが、根管充填およびX線検査は算定できます。

う蝕・歯内療法　処置

傷病名：|6　C₃慢化Per→C₃急化Per

4/1		初診	218
		歯科疾患管理料（初回）	110
	|6	自発痛（＋）打診	／
		X-Ray(D)1F	48
		感根即充	432+110
		EMR（3根）	60
		加圧根充	184
		X-Ray(D.確認)	38
4/5		再診　自発痛（＋）打診痛（＋）	42
	|6	経過観察	／
4/25		再診　自発痛（＋）打診痛（＋）	42
	|6	経過観察	／
5/10		再診　自発痛（＋）打診痛（＋）	42
		歯科疾患管理料（継続）	110
	|6	根充剤除去	／
		根管貼薬	40
		EMR（3根）	／
5/16		再診　自発痛（－）打診痛（－）	42
	|6	根管貼薬	40
		S培　（－）	60
5/20		再診　自発痛（－）打診痛（－）	42
	|6	根管充填	110
		加圧根充	／
		X-Ray(D.確認)	38

15. 抜歯前提の根管消炎処置・その後の保存(Per)

　抜歯が適応と思われる歯牙においても、急性症状が顕著で、当日の抜歯が不適当と思われる症例が日常の臨床であります。まずそのような場合、急性症状の緩和を図ったうえで、抜歯を行うのが適当な処置であると思われます。また、急性症状の緩和目的で消炎処置を行っていて、予後が良好なため治療計画を変更して、歯牙を保存する場合も起こります。日常の臨床においては、このような柔軟な対応が必要です。

術式
①X線検査を行い、歯冠部のほとんどがカリエスに冒され、根端病巣も小豆大の透過像を認める。
②インレーを除去し、軟化象牙質を除去していくと内部から排膿が認められた。
③髄腔および根管内の容物を除去、洗浄し、根管からの排膿を図った。急性症状緩和後に抜歯を行う予定。
④数回根管貼薬を行うと予後良好のため、治療計画を変更して保存することとした。

ワンポイント アドバイス

1）消炎拡大は1歯1回で、根管数に関係なく144点の算定。
2）その後の根管貼薬は根管数に関係なく、単根管26点で1回に限り算定します。
3）消炎処置後、保存すると変更しても感根処は算定できません。
4）感染根管処置後、予後不良で抜歯に至る場合は消炎処置の点数に変更する必要はありません（摘要欄記載が望ましい）。

う蝕・歯内療法　処置

傷病名: |6 C₃ 急化Per

4/1		初診	218
	|6	X-Ray(D) 1F(カリエス大、根端病巣)	48
		インレー除去	16
		消炎処置	144
		処方せん	68
4/3		再診	42
	|6	疼痛(+)	／
		根管貼薬	26
4/6		再診	42
		経過良好、保存することに変更	／
	|6	ラバーダム防湿	／
		根管貼薬	40
		EMR(3根)	60
4/10		再診	42
	|6	ラバーダム防湿	／
		S培 (－)	60
		根管貼薬	40
4/13		再診	42
	|6	ラバーダム防湿	／
		根管充填	110
		加圧根充	184
		X-Ray (D.確認)	38

16. 膿瘍切開（GA・AA）

　膿瘍とは、組織内に膿が貯留したもので、急性症状の極期に続いての化膿が限局した状態をいいます。その基本的処置は、切開によって膿瘍腔からの排膿を図り、炎症の早期消退をうながすものです。

　膿瘍切開の適切な時期は、炎症が極期をすぎて波動が触知できる頃、すなわち骨膜下、粘膜下あるいは皮下に膿瘍形成がみられる炎症の限局した頃といえます。

　手技において注意すべき点は、まず浸潤麻酔を用いる場合、麻酔薬を膿瘍腔内へ注入しないようにします。膿瘍腔内へ薬液が注入されると、腔内圧の増大により疼痛が増すばかりでなく、周囲組織へ膿汁の拡散をひき起こすことになり、ひいては炎症の増悪、拡大、血行内への菌の移行をまねく結果となります。

　次に切開線の長さですが、十分に排膿の目的が達せられるように必要な範囲で大きめに行い、膿瘍腔に至る誘導路を確保することが大切です。小さな切開では膿瘍腔は十分に開放されず、腔内に膿汁、不良肉芽が残留し治癒が遅延する原因となります。また切開後の膿汁、浸出液の排出を目的としたドレナージを適切に行うことが大切です。

術式
①X線検査および触診で膿瘍の位置・範囲を確認
②術野の消毒
③浸潤麻酔
④メスにて切開、排膿
⑤ガーゼにてドレナージを行う

うshoku・歯内療法 **処置**

傷病名：|6 PerAA

4/1		初診	218
	|6	X-Ray(D) 1F	48
		OA浸麻	/
		切開	230
		ドレナージ	/
		処方せん	68
4/2		再診	42
	|6	腫脹(+) 発赤(+) 排膿(+)	/
		ドレーンの交換	/
4/6		再診	42
	|6	予後良好	/
		ドレーンの抜去	/

ワンポイント アドバイス

1) 抜歯前提の消炎処置や感染根管処置との同時算定が可能です。
2) ドレーンは算定できません（口腔内外科処置は吸引ドレーン等が必要）。
3) 歯科ドレーン法50点に関しては、p.158を参照してください。

17. 根管内異物除去・根管外異物除去
　　（Per・RBl、根管外異物）

　感染根管処置を行うにあたり、根管内に破折したリーマーや継続歯の合釘等がある場合、それを除去しなければなりません。

　また、X線検査の結果、根管外に溢出または突出した異物を確認した場合、症状等があれば除去が必要となります。

術式（根管内異物除去）：150点
①X線検査により、根尖部の透過像および根管内に不透過像を確認
②FMC除去
③根管内の破折リーマーを除去
④感染根管処置

術式（根管外異物除去）：1,350点
①X線検査により、根管外に溢出した異物を確認
②浸潤麻酔
③切開・剥離後、骨の開さくを行い、根管外の異物を除去
④X線で症状確認
⑤縫合

う蝕・歯内療法　処置

傷病名：|6 Per・根管内異物

4/1		初診	218
	|6	X-Ray(D) 1F	48
		FMC除去	32
		ラバーダム防湿	／
		RBI（根管内異物除去）	150
		感染根管処置	432
		以下略	／

ワンポイント アドバイス

1) 自院でのリーマー等の破折は算定できませんので算定時期は感染根管処置の前になります。

傷病名：|6 根管外異物

4/1		初診	218
	|6	X-Ray(D) 1F	48
		OA浸麻	／
		骨膜剥離・骨開さく	／
		根管外異物除去	1,350
		X-Ray（確認）	38
		4糸縫合	／
		処方せん	68
		以下略	／

18. 暫間根管充填(歯の脱臼・Per)

　若年者の外傷による歯の脱臼やPer等で、根未完成の失活歯の処置は容易ではありません。
　生活歯であれば、高位・低位での生活歯髄切断法で対処することが可能です。硬組織被蓋形成を生じさせ根尖完成を目指す方法がとられます。
　失活歯の場合は1つの方法としてアペキシフィケーションがあります。これは、根管内容物を除去し、根管消毒を施して根管内を無菌状態にして、暫間的な根管充填を行い、その後、歯根の完成を待って永久的な根管充填を行う方法です。暫間的な根管充填剤には、生物学的根管充填剤である水酸化カルシウム製剤や防腐性を有した根管充填剤であるヨードホルム系製剤があります。

術式
1日目
①X線検査(根の未完成を確認)
②根管内容物の除去
③感染根管処置
④EMR
2日目：S培 (無菌状態の確認)
3日目
①暫間根管充填
②暫間充填

ワンポイントアドバイス

1) 根未完成歯に対する処置ですので、適応年齢に注意してください。

う蝕・歯内療法　処置

傷病名：6| Per

4/1		初診	218
	6|	X-Ray(D) 1 F	48
		FMC除去	32
		ラバーダム防湿法	／
		感染根管処置	432
		EMR（3根）	60
4/4		再診	42
	6|	打診痛（＋）	／
		ラバーダム防湿法	／
		根管貼薬	40
4/7		再診	42
	6|	打診痛（－）	／
		ラバーダム防湿法	／
		根管貼薬	40
		S培（－）	60
4/10		再診	42
	6|	ラバーダム防湿法	／
		根管充填（暫間）	110
		X-Ray（確認）	38
		暫間充填（CR）	18

2) 暫間根管充填には、加圧根充を算定できません。
3) 暫間充填の算定は材料にかかわらず18点で算定します。
4) 根未完成の電気的根管長測定検査（EMR）に注意してください。

19. 根管穿孔に対する処置(Per穿孔)

Per穿孔：感染根管処置を行ったとき、根管の側壁や髄床底に穿孔(外界と交通する穴)が見つかり、その後の治療に支障をきたすことがあります。この場合、その穴を閉鎖して歯内療法における薬剤の漏洩や炎症を改善します。

穿孔部が見つかったとき、その部分にある肉芽等を取り除きます。歯肉剥離を行った場合は、歯槽骨整形手術・骨瘤除去手術の110点を準用します。穿孔部は十分乾燥させた後、歯科用充填材料を用いて閉鎖します。穿孔部の形成は窩洞形成の単純なもの60点、充填は歯面処理を行った場合には、充填1 イ.単純なもの102点、行わなかった場合には充填2 イ.単純なもの57点、材料料は歯科用充填材料の単純なもの2、5、11、13点の該当する材料を併せて請求します。

術式

1日目：①X線検査 ②感染根管処置、歯肉剥離、穿孔部充填、縫合
2日目：抜糸、根管貼薬
3日目：根管貼薬

```
【歯科用充填材料】
充填1
  充填材料Ⅰ (11点)：
    光重合型複合レジン、光重合型レジン
    強化グラスアイオノマー
  充填材料Ⅱ (5点)：
    複合レジン、グラスアイオノマーセメント
充填2
  充填材料Ⅲ (2点)：
    歯科用硅酸セメント、硅燐酸セメント
    歯科充填用即時硬化レジン
  その他 (13点)：
    アマルガム
```

う蝕・歯内療法　処置

傷病名： 6| Per穿孔

4/1		初診	218
		歯科疾患管理料（初回）	110
	6|	X-Ray(D) 1 F	48
		感染根管処置	432
		OA浸麻	／
		歯肉剥離（骨瘤除去手術）	110
		KP（単純）	60
		充填（単純）	102
		充填材料Ⅰ（単純）	11
		2糸縫合	／
		処方せん	68
4/8		再診	42
	6|	抜糸（JG）	／
		根管貼薬	40
4/15		再診	42
	6|	根管貼薬	40

ワンポイント アドバイス

1) 抜髄根管には算定できません。
2) アマルガム充填の際にはメタルタトゥーの発生に注意します。
3) 充填時は窩洞を十分乾燥させないと、充填材料と歯質の間に間隙ができて微小漏洩の原因となります。
4) 歯肉剥離を行ってもFOpの算定ではなく、歯槽骨整形手術・骨瘤除去手術の110点の算定となります。

20. 知覚過敏処置

知覚過敏症（Hys）

　知覚過敏症とは、おもに冷たいものが"しみる"と感じますが、これは一過性で持続はしません。歯頸部付近に歯根の露出がみられる場合が多く「象牙質知覚過敏症」ともいわれます。

　露出した歯根面はブラキシズム等強度の咬合力や過度のブラッシング圧が原因といわれ、象牙質表面の象牙細管の開口部へ刺激が加わり、細管内の物質が流動することによって歯髄へ刺激が伝わり"しみる"と感じます。

　処置の方法は患歯を特定し、薬剤で露出した象牙質に皮膜等をつくり刺激の遮断を行う方法、またイオン導入法やソフトレーザーを用いる方法があります。

術式

1日目
①X線検査
②MSコート塗布
2日目
ソフトレーザーの照射

【治療薬・器材】

薬　剤	Fバニッシュ、サホライド、MSコート、バーナルなど
イオン導入法	フッ化ナトリウム

傷病名：|5 Hys、Cの疑い

4/1		初診	218
		歯科疾患管理料（初回）	110
	|5	冷水痛（++）	／
		X-Ray(D) 1 F	48
		Hys処置（MSコート）	40
4/8		再診	42
	|5	冷水痛（+）	／
		Hys処置（ソフトレーザー）	40
4/15		再診	42
	|5	冷水痛（±）	／

ワンポイント アドバイス

1) Hys処置は1口腔単位で1回につき3歯まで40点、4歯以上は50点です。
2) Hys処置の所定点数には、特定薬剤の費用が含まれます。
3) Hys処置に使用できるレーザーは、ソフトレーザーのみで、ハードレーザーの使用は認められていません。
4) レーザー治療器を用いても、Hys処置の所定点数で算定します。
5) 疼痛が強いため麻酔が必要なときは、麻酔の算定ができます。

21. 歯質くさび状欠損(WSD)

　歯質くさび状欠損とは、歯肉より露出した歯根面に生じるくさび状の形態をいいます。

　おもな原因はブラキシズム等強度の咬合力であり、過度のブラッシング圧も要因といわれています。

　頬側歯頸部に頻発しますが、時として舌側歯頸部に発生し、Hys症状を起こしたり、露出した象牙質にカリエスが生じることもあります。

　軽度の場合、経過をみることもありますが、欠損が進行したときは、ブラッシングによる進行過多や歯肉損傷の予防、カリエスの発生予防のため欠損部の回復を図ります。

　インレー修復（5級窩洞）による治療もありますが、近年発達した象牙質接着技術による光重合硬質レジン充填による治療が適していると思われます。

術式
①歯頸部象牙質を十分清掃
②状態により鳩尾形態等脱離防止の窩洞を形成
③象牙質接着剤個別の指示に従い、光重合硬質レジンを充填
④慎重に形態を修正し研磨仕上げを行う

う蝕・歯内療法　処置

傷病名：⌊5 WSD

4/1		初診	218
	⌊5	冷水痛（－）	／
		う蝕歯即時充填形成（充形）	126
		充填料（単純なもの）	102
		充填材料料（充填材料料Ⅰ）	11
		修正、研磨	／

ワンポイント アドバイス

1）「WSD」病名であっても充形、修形の算定が可能です。
2）WSD病名では、充填料は単純なものにより算定します。
3）レーザーを使用して窩洞形成を行ったときは「う蝕無痛」40点を加算できます。
4）重合時に加圧しながら行うと重合収縮によるマイクロギャップが生じにくくなります。
5）算定点数はありませんが、ラバーダム防湿を行うと所定の接着力に近づきます。
6）充填後、数ヵ月程度経過すると、起因となる咬合力等の不安定要素が加わり、脱離もしくはマイクロギャップが生じることがあります。

22. 咬合異常(Mal)

　咬合異常とは、一部の歯牙に特異的な咬合力が加わり、歯牙支持組織や歯牙自体に異常な応力が生じている状態です。いわゆる"外傷性咬合"や"早期接触"といわれるもので、放置すると歯周病の進行や歯牙の破折等を引き起こすことがあります。

　咬合紙により全顎的な咬合状態を把握することや、個々の歯牙に触れ、フレミタス※を触知・観察することが重要です。

　異常な咬合力が発生している部位を特定し、回りの歯牙と調和した咬合になるよう咬合調整します。

術式
①中心位にてフレミタスを触知する部位をさがす
②中心位を咬合紙にて明記
③咬合紙の抜けの強い部位があり、中心位で動揺を感じる場合は選択的に咬合調整
④側方運動時も同様に検査を行い、過度の動揺をきたしている接触面を選択的に咬合調整

※フレミタス：震盪（しんとう）、つまり咬合時に生じる歯の動揺や揺さぶりで、歯牙の頬側面に指をおき咬合させ、動揺を触知します。

ワンポイント アドバイス
1) 歯牙の削合を行うとき、不可逆的行為となるので慎重に検査、咬合調整を行いましょう。

うｶ蝕・歯内療法　処置

傷病名：5| 咬合異常(Mal)

4/1		初診	218
		歯科疾患管理料（初回）	110
	5|	歯が浮くような感じがする	／
		咬合調整（P以外の咬合調整）	40
4/8		再診	42
	5|	症状の緩和を認める	／
		再度の咬合調整	／
4/15		再診	42
	5|	症状消失	／
		咬合状態確認、良好	／

　　ex）咬合紙は製品によりその厚みに差があり、20μm
　　　～0.5mm程度まで多種にわたります。
2 ）近年、咬合力測定装置や咬合接触面積測定装置等が
　　販売され、より正確に診断できるようになりました。
3 ）咬合調整は
　　▪ 10歯未満：40点
　　▪ 10歯以上：60点
　　の算定となり、咬合異常による咬合調整は複数回行っ
　　ても１口腔１回の算定になります。
4 ）調整後の研磨も考慮し、調整をしましょう。
5 ）他医院が作製した鋳造歯冠修復物等に異常がある場
　　合は「○○過高」病名となり、咬合異常とは別の咬合
　　調整（P以外）になります。

23. 再装着（MCダツリ・C）

MCダツリ・C
　歯冠修復が行われた歯牙の補綴物が何らかの原因により脱落したとき、脱落した補綴物の試適後、補綴学的に十分口腔内で機能するものと判断できる場合、患歯と補綴物の清掃後、脱落した補綴物を再度セメントにて装着します。

術式
①脱離後の窩洞内面の軟化象牙質を除去するとき、疼痛の発現があるため浸麻を行う
②隅角部にある軟化象牙質を除去（う蝕処置）。う蝕検知液にて残余のないことを確認
③脱離補綴物の試適を行い、補綴物が十分維持できることを確認
④軟化象牙質除去部分は歯髄に近接している可能性があるため間接歯髄保護処置を行う
⑤補綴物を十分清掃（サンドブラスター等を使用）研磨後、接着性セメントにて内部に気泡が入らぬよう留意し合着

う蝕・歯内療法　処置

傷病名：6̄ CK脱離・C

4/1		初診	218
	6̄	複雑インレー脱離。疼痛なし	/
		OA浸麻	30+6
		う蝕処置	18
		間接歯髄保護処置	30
		再装着	45
		接着性セメント	16

ワンポイント アドバイス

1）「C」病名がないとき、う蝕処置の算定はできません。
2）120点未満の処置を行うにあたり麻酔が必要なとき、麻酔料・薬剤料の算定ができます。
3）再装着時、必要があって行う間接歯髄保護処置は算定できます。

再装着料一覧

乳歯金属冠、CRインレー、SRインレー	30　（45）	
インレー	45　（68）	
RJK、帯環金属冠、メタルコア	30　（45）	21
金属冠、HJK、SK	45　（68）	32
その他のブリッジ	70　（105）	49
ワンピースキャストブリッジ5歯以下	150　（225）	105
ワンピースキャストブリッジ6歯以上	300　（450）	210

（　）内は50/100加算の点数
右端は補管の届け出をしていない医療機関の点数

24. 破折片除去

　破折片除去とは、外部からの強度の力学的作用(外傷、固いものの摂取や持続的に続いた強い咬合等)により歯牙が破折したとき、そのうち一部が歯周組織に結合しているため遊離し除去しなければならない状態になった場合、分離、除去を行うことです。

　歯冠部の破折は保存ができるケースが多く、場合によっては破折部のみの充填により治療が終わるときもあります。

　破折部が歯髄に近接し歯髄充血がみられ強い冷水痛の発現や露髄がみられるときは、抜髄を余儀なくされる場合もあります。

　歯根部まで破折が進行しているときには「歯根破折」を生じていることが多く、破折部の状態を正確に診断するため、浸麻を行いその破折片を除去しなければなりません。

術式

1日目
①X線検査（おおまかな破折状態の確認）
②歯周組織に結合しているため、浸麻を行う
③歯牙破折片除去

2日目
破折部は歯肉縁下5㎜程度まで進行しており、保存不可能と診断し抜歯

う蝕・歯内療法　処置

傷病名：1_| 歯牙破折または歯根破折

4/1		初診	218
	1_|	X-Ray(D)×1	48
		OA浸麻	30+6
		歯牙破折片除去	30
4/8		再診	42
	1_|	保存不可能と診断	／
		OA浸麻	／
		抜歯	150
		処方せん	68

ワンポイントアドバイス

1) 破折片除去を行うとき、使用した浸麻は別に算定できます。
2) 破折片除去を行うとき、必要があって行う補綴物の除去は別に算定できます。
3) 請求は処置手術のその他欄で行います。

25.う蝕多発傾向者へのフッ素塗布(C管理)

C管理

う蝕歯の処置は終了したが、う蝕歯が多数であったため継続的な指導管理を必要とする者(う蝕多発傾向者)に対して行うフッ素塗布をいい、歯管の加算点数として請求します。

フッ素塗布

- フッ化物局所応用加算(F局) 80点
    3～4ヵ月に1回　13歳未満が対象
- フッ化物洗口指導加算 (F洗) 40点
    1初診に1回　4歳以上13歳未満が対象

保険で行うには下の表中の判定基準を充たす必要があります。

年　齢	歯冠修復終了乳歯	歯冠修復終了永久歯
0～2歳	1歯以上	―
3～4歳	3歯以上	―
5～7歳	8歯以上 および	2歯以上
8～10歳	―	4歯以上
11～12歳	―	6歯以上

① 5～7歳で永久歯の萌出が2歯未満の場合、永久歯の歯冠修復終了歯数は要件としません。
② 3歳未満の非協力児のフッ化ジアンミン銀塗布歯は歯冠修復終了歯とします。
③ 3歳以上についてはフッ化ジアンミン銀塗布歯を歯冠修復終了歯としません。
④ シーラントを行った歯牙は歯冠修復終了歯とします。

う蝕・歯内療法　処置

傷病名： $\frac{ED}{6ED} | \frac{DE}{DE6}$　C管理中

4/1	再診	42
	歯科疾患管理料	110
	前月までにう蝕部位は充填済み	/
	フッ化物局所応用（Ｆ局）	80
	歯科衛生実地指導料（実地指）	80

（当月６歳の混合歯列）

ワンポイント アドバイス

1) 文書による情報提供が必要です。
2) Ｆ局とＦ洗は同時に行ってもどちらか一方を算定します。
3) Ｆ局には２％フッ化ナトリウム溶液、酸性フッ化リン酸溶液を使用します。
4) Ｆ洗には0.05％もしくは0.1％フッ化ナトリウム溶液を使用します。
5) Ｆ洗の場合、児童が誤飲しないよう溶液の自宅管理には十分注意しましょう。
6) フッ素の誤飲後の対応には牛乳が有効です。
7) 対象としている歯冠修復終了歯が交換期等でなくなり判定基準を充たせなくなった場合は、対象外となります。
8) 判定基準外でフッ素を塗布する場合は、保険外併用療養制度の「Ｃ選療」を利用します。
9) レセプト請求するときは、傷病名欄に「歯冠修復終了歯（乳歯と永久歯それぞれ）」の部位と「Ｃ管理中」の病名を記載します。

26. 小児う蝕の指導管理(C選療)

C選療

　う蝕多発傾向者でない13歳未満の歯冠修復が終了した患者に対して行う指導管理を評価したものです。フッ化物局所応用やシーラントを行った場合、都道府県管轄の地方厚生局へフッ化物局所応用やシーラントの届け出をしている料金に加え、再診料(初診料を除く)、歯科疾患管理料、歯科衛生実地指導料の一部負担金を徴収できます。

地方厚生局届け出時の注意事項

①届け出の単位
　　フッ化物局所応用は1口腔単位の料金
　　シーラントは1歯単位の料金
②フッ化物局所応用、シーラントの届け出る料金は社会通念上、妥当な価格に設定します。
③院内に指導管理の概要と届け出の料金を掲示します。
④料金の変更を行うときには定められた様式に記載し管轄の地方厚生局へ報告します。
⑤毎年定期的に実施状況を管轄の厚生局へ報告します。
⑥届け出を受理された翌月から算定できます。

う蝕・歯内療法　処置

傷病名：C 選療

4/1		再診		42
		歯科疾患管理料		110
		前月までにE充填済み		/
		歯科衛生実地指導料		80
	上顎	C選療によるフッ化物局所応用	¥2,000	
4/8		再診		42
	下顎	C選療によるフッ化物局所応用	¥0	

(当月6歳の混合歯列)

【フッ化物局所応用の届け出を¥2,000とした場合】

- 医療機関の収入
  選定療養費 ¥2,000+医療保険分（10割）¥2,740=¥4,740
- 患者の支払い　一部負担金が3割の場合
  選定療養費 ¥2,000+医療保険分（3割）¥ 820=¥2,820

ワンポイント アドバイス

1) 指導管理に関する情報提供と同意が必要です。
2) 再診料の加算も算定できます。
3) フッ化物局所応用を日を異にして上下顎に行った場合でも1口腔単位の料金となり、1回のみの徴収となります。
4) 13歳以上またはう蝕のない患者は自費扱いになります。
5) 届け出た料金と一部負担金が明確に区分された領収書を交付します。
6) 生活保護法対象者には適用されません。

27. CRジャケット冠(CRジ)

CRジャケット冠とは

　歯牙の複数面に対してレジン充填を行う場合、個々に窩洞形成を行うのではなく、歯冠全体を形成し、直接レジンにて歯冠の形態に充填する修復方法です。

　対象歯牙は乳歯の前歯と永久歯の前歯であり、おもに多面性のう蝕症に対して行うことが多いです。また、外傷による破折歯、エナメル質形成不全歯、奇形歯や変色歯に対しても効果的な修復方法です。

　製作されたレジン冠をセメントにて合着するのではなく、エナメル質を一層削除(形成)し、ボンディング材を塗布した後、クラウンフォームのビニールキャップにレジンを填入させて圧接、硬化後調整研磨して修復します。

CRジャケット冠:406点(複合レジン)
- ジャケット冠　390点
- 充填材料Ⅱ　　16点　(5点+11点)

光重合CRジャケット冠:429点(光重合複合レジン)
- ジャケット冠　390点
- 充填材料Ⅰ　　39点　(11点+28点)

術式
①X線検査にて根尖病巣等異常がないか確認
②歯冠形成(生PZ または 先PZ)
③歯面処理
④充填
⑤調整・研磨

う蝕・歯内療法　処置

傷病名： A| C₂

4/1		初診	218
	A|	X-Ray(D)×1	48
		OA浸麻	／
		生PZ(CRジャケット冠)	306
		歯面処理	／
		CRジャケット冠	429
		充填材料Ⅱ	／
		調整・研磨	／

ワンポイント アドバイス

1) 失活歯（C₃処置歯）にも応用できます。
2) 印象、BTの算定はできません。
3) 臼歯部への応用はできません。
4) 歯面処理およびセメント料の算定はできません。
5) 調整・研磨はCRジャケット冠の費用に含まれます。
6) 光重合複合レジンでの応用も可能です。
7) ビニールキャップにレジンを填入するときは気泡が混入しないように気をつけましょう。

＊歯周治療＊

　歯周治療には原則的な流れがあります（右頁参照）。それに沿って歯周治療の説明をしていきます。

①初診

　初診では患者の主訴に対する対応を優先します。急性症状等があれば応急処置を行い（切開、抜髄、P処等）、その後に歯周治療に移行していきます。

②診査・診断と治療計画の立案

　応急的な主訴への対応が終了したら、症例に応じた歯周病検査を行い（歯周基本検査、歯周精密検査、口腔内写真検査、X線検査等）、その検査をもとに診断をし、治療計画を立てます。

③歯周基本治療

　大別するとモチベーション（TBI等）、歯肉の炎症に対する処置（スケーリング、機械的歯面清掃、SRP、PCur等）、咬合性外傷に対する処置（咬合調整、暫間固定、歯周治療用装置等）に分けられます。

④再評価と治療計画の修正

　歯周基本治療で行った治療の効果を調べます。歯周基本治療により治癒する場合や、追加の処置が必要になる場合があります。

⑤歯周外科治療

　歯周基本治療を行っても歯周ポケットが残存している場合は、歯周外科手術を行うこともあります。

⑥歯周病安定期治療（SPT）

　歯周治療の結果、多くの部分は健康な状態を回復したが、一部分に病変の進行が停止し病状が安定している場合に行う定期的な治療です。

歯周治療　処置

歯周治療の流れ（概要）

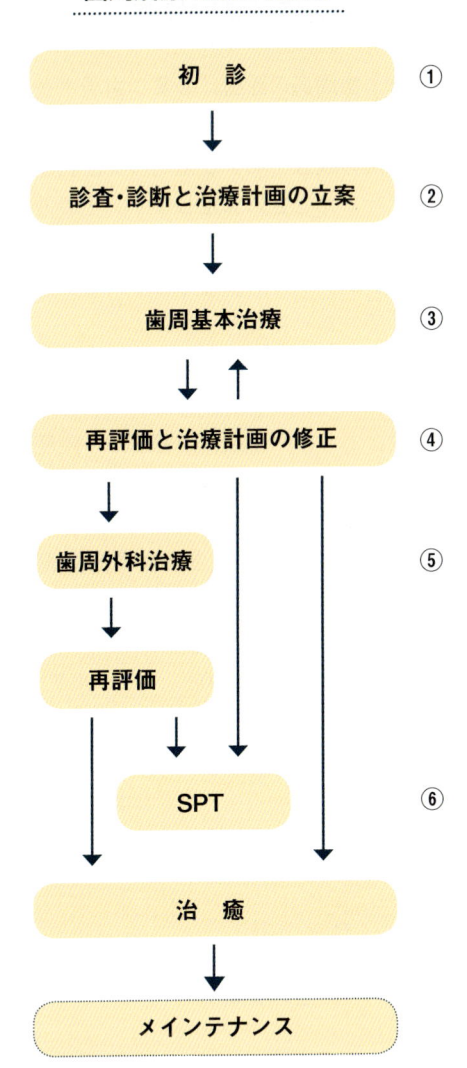

- 初診 ①
- 診査・診断と治療計画の立案 ②
- 歯周基本治療 ③
- 再評価と治療計画の修正 ④
- 歯周外科治療 ⑤
- 再評価
- SPT ⑥
- 治癒
- メインテナンス

28. 歯周病検査 ①歯周基本検査
　　　　　　　②歯周精密検査

　歯周病検査は、歯周病の診断に必要な歯周ポケット測定、プロービング時の出血の有無、歯の動揺の検査、プラークの付着状況の検査、および歯肉の炎症状態の検査を1口腔単位で行ったときに算定します。その他の付着歯肉の幅、アタッチメントレベル、根分岐部病変の検査、小帯の位置、コンタクトの有無等を行うことは構いませんが、算定要件ではありません。

　歯周病検査は病状の程度により、歯周基本検査（P基検）と歯周精密検査（P精検）のどちらかを行います。一般的には軽度なものはP基検、中等度から重度のものはP精検を行います。それぞれ歯数により点数が決められています。

　また混合歯列期においては、混合歯列期歯周病検査（40点）が算定できます。詳細は後述します。

	1〜9歯	10〜19歯	20歯以上
P基検	50点	110点	200点
P精検	100点	220点	400点

　P基検とP精検では、行う検査の内容が変わります。
【P基検】
- 1点法以上の歯周ポケットの測定
- 動揺度検査

【P精検】
- 4点法の歯周ポケットの測定
- プロービング時の出血の有無
- 動揺度検査
- プラークチャートを用いたプラークの付着状況

歯周治療 処置

歯周炎の程度

軽度、中等度、重度は以下のように決められています。

	骨吸収の程度	歯周ポケット	根分岐部病変	動揺
軽度	根長の1/3以内	3〜5mm	なし	なし
中等度	根長の1/3〜1/2	4〜7mm	軽度	軽度
重度	根長の1/2以上	6mm以上	2〜3度	著しい

ワンポイント アドバイス

1) 一般的には、最初に行った検査を処置後に繰り返し行っていくのが原則です。
2) 歯周基本治療終了後、病状が進行する危険のある部位や診断が難しい場合には、必要に応じて歯周精密検査を行う場合も考えられます。
3) 歯周外科を予定する場合には、必ず歯周精密検査を行わなければなりません。
4) 1ヵ月以内に検査を2回行う場合は、2回目の検査は半分の点数になります。

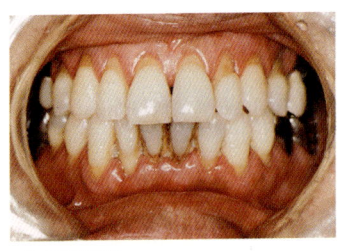

▪ 歯周炎患者

28. 歯周病検査
③混合歯列期歯周病検査(P混検)

- **混合歯列期歯周病検査　　40点**

　混合歯列期において、歯肉の発赤・腫脹の状態および歯石沈着の有無を確認し、プラークチャートを用いたプラークの付着状況を検査したうえで、歯周組織の状態や歯牙年齢等を勘案し、プロービング時の出血、歯周ポケット測定のうちいずれか1つ以上の検査を行った場合には40点を算定します。

　しかし、稀ではありますが、症例に応じて混合歯列期においても、従来どおりの歯周基本検査を算定することは可能です。

【混合歯列期歯周病検査を算定する場合】
傷病名：6EDC21｜12CDE6 / 6EDC21｜12CDE6　単G

日付	部位	内容	点数
5/1	6E-C2＋2C-E6 / 6E-C2＋2C-E6	初診	218
		混合歯列期歯周病検査	40
		口腔内写真	10×5
		歯科疾患管理料	110
		スケーリング	66+38×5
		歯周基本治療処置	10
5/8	6E-C2＋2C-E6 / 6E-C2＋2C-E6	再診	42
		混合歯列期歯周病検査	20
		スケーリング	33+19×5
5/15	6E-C2＋2C-E6 / 6E-C2＋2C-E6	再診	42
		混合歯列期歯周病検査	20

【従来の歯周基本検査を算定する場合】

傷病名：6EDC21｜12CDE6 / 6EDC21｜12CDE6　単G

日付	部位	項目	点数
5/1		初診	218
		外来環	28
	6E-C2＋2C-E6 / 6E-C2＋2C-E6	P基検	200
		口腔内写真	10×5
		歯科疾患管理料	110
		スケーリング	66+38×5
5/8		再診	42
		再外来環	2
	6E-C2＋2C-E6 / 6E-C2＋2C-E6	P基検	100
		スケーリング	33+19×5
5/15		再診	42
		再外来環	2
	6E-C2＋2C-E6 / 6E-C2＋2C-E6	P基検	100

ワンポイント アドバイス

1）この他にも実地指、歯清も算定は可能です。
2）混合歯列期歯周病検査と歯周基本検査の必要項目に注意してください。

29. 口腔内写真検査

　口腔内写真検査は、歯周疾患の状況を患者に示し、プラークコントロールの動機付けを行うことを主たる目的としています。
　文章や数値で表現することが難しい口腔内の状況を記録することが可能であり、さらに初診時の口腔内写真と比較することにより、治療による変化を客観的に評価することができます。
①各段階の歯周病検査を行ったときに算定することができます。
②作成した口腔内カラー写真には患者の氏名および撮影した年月日を明記します。
③フィルム代等の費用は所定点数に含まれ、別に算定できません。
④撮影した口腔内カラー写真を、診療録に添付した場合に算定できます。
⑤正面観、左側および右側臼歯部頬側面観、口蓋側および舌側咬合面観の撮影を基本とします。
⑥デジタルカメラで口腔内写真を撮影した場合、電子媒体に保存し、プリントアウトできる状態に整えておけば、カルテに添付する必要はありません。

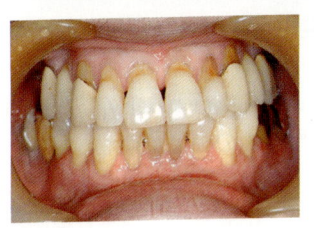

歯周治療 処置

- 正面観

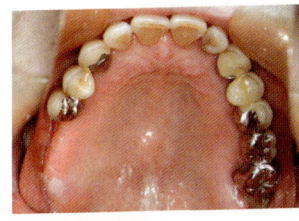

- 上顎咬合面観 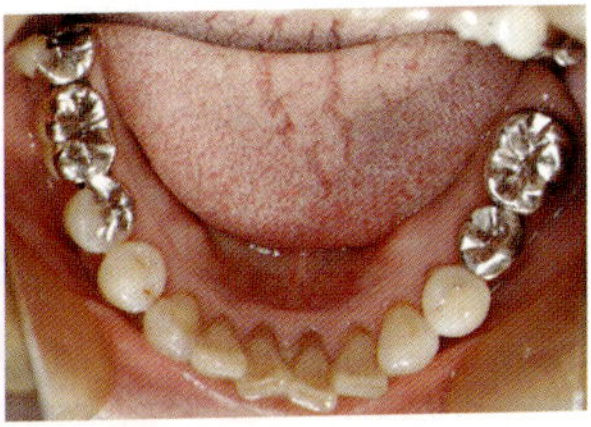
- 下顎咬合面観

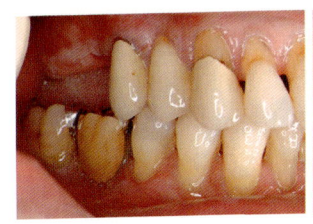

- 右側面観
- 左側面観 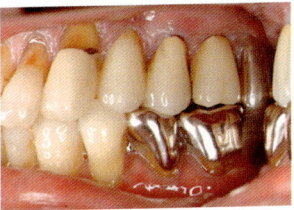

ワンポイント アドバイス

1) 1枚10点で1回につき5枚を限度とします。
2) 必ず歯周病検査とともに算定することが必要となります。
3) カルテに所見を記載します。

30. スケーリング(SC)

　歯周炎になると歯肉縁より下の部分（歯肉縁下）に歯垢が付着し、嫌気性の細菌が繁殖します。この菌は酸素のあるところでは繁殖できないため、どんどんと歯周ポケットを深くしていきます。つまり歯肉縁下の歯垢が炎症や症状の進行に直接関係しているといえます。

　スケーリングとは歯面に付着しているプラーク、歯石、その他の沈着物をスケーラー等で機械的に除去することをいいます。その目的は、歯石等の粗造でプラークがさらに付着しやすくなる因子を除去して、プラークコントロールを容易にすることにあります。

　したがって、主に歯肉縁上の部分に対する処置になります。ただし歯周病検査が行われていないときは算定できませんので気をつけてください。

　算定は1/3顎単位で行います。同時に1/3顎を超えて行った場合は1/3顎を増すごとに38点が加算できます。2回目の歯周病検査後の再スケーリングも認められます。その場合は所定点数の50/100で算定します。

- スケーリング　　　　　　　　66（33）点
- 同時に1/3顎超えた場合　　38（19）点

　　　　　　　　（　）内は再スケーリングの点数

歯周治療　処置

傷病名: 7┼7 / 7┼7　P

5/1		初診	218
	7┼7 / 7┼7	X-Ray（パノラマ）	317
		歯周基本検査	200
		口腔内写真検査（5枚）	10×5
		歯科疾患管理料（初回）	110
5/8		再診	42
	7┼7	スケーリング	66+38×2
		歯周基本治療処置（P基処）	10
5/15		再診	42
	7┼7	スケーリング	66+38×2
		歯科衛生実地指導料（実地指）	80
6/1		再診	42
	7┼7 / 7┼7	歯周組織検査（2回目）	200
		口腔内写真検査（5枚）	10×5
6/8		再診	42
	3┼3	再スケーリング	33
		中基処	12

ワンポイント アドバイス

1) 算定にあたっては歯周病検査が必要です。
2) この時期にプラークコントロールをある程度確立します。
3) 同部位の2回目以降のスケーリングは歯周病検査の結果から、その必要性や効果を考慮して実施します。

31. スケーリング・ルートプレーニング(SRP)

　スケーリング・ルートプレーニング（SRP）とは、歯周ポケット内と根面に存在する歯垢、歯石、汚染したセメント質と象牙質の除去をスケーラー等の器具を用いて行い、根面を滑沢にする処置です。

　SRPの算定にあたっては、必ず全ブロックのスケーリングを完了して2回目の歯周病検査を実施していることが必要です。算定は1歯単位で行います。

　その目的は
①歯周ポケットの減少
②炎症の消退
③アタッチメントレベルの改善、維持
④より生物学的な根面の確保
⑤口腔清掃を容易にする
⑥歯周外科手術の前処置
などです。

SRP

前歯	60（30）点
小臼歯	64（32）点
大臼歯	72（36）点

（　）内は再SRPの点数

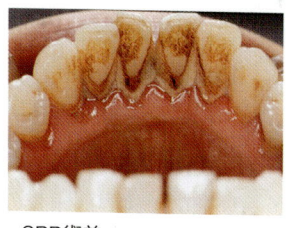

- SRP術前
- SRP術後3年

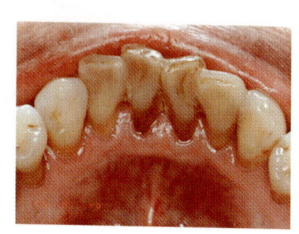

歯周治療　処置

傷病名：$\frac{7\vert 7}{7\vert 7}$ P

7/1		再診	42
	$\frac{7\vert 7}{7\vert 7}$	歯科疾患管理料（2回目以降）	110
		機械的歯面清掃処置 （前回算定5月）	60
		歯周基本検査（2回目）	200
		口腔内写真検査（5枚）	10×5
		P基処	10
7/8		再診	42
	$\vert 67$	OA浸麻	／
		SRP	72×2
7/15		再診	42
	$765\vert$	OA浸麻	／
		SRP	64+ 72×2

ワンポイント アドバイス

1) 算定は1歯単位です。
2) 麻酔料は所定点数に含まれ、別に算定できません。
3) 同部位の2回目以降のSRPは、歯周病検査の結果を踏まえ、その必要性や効果を考慮したうえで実施します。

32. 歯周ポケット搔爬(PCur)

　PCurはSRPに加え、歯肉軟組織からポケット上皮と炎症性肉芽を除去して、より積極的な歯周組織の炎症改善を目的とする処置です。算定は1歯単位です。

▪ 歯周ポケットが3mm以内の軽度な場合

　浅い骨縁上ポケットで歯肉が浮腫性で軟らかい症例に対して施術すると、辺縁部歯肉の退縮とポケット底部での上皮性または線維性の再付着が起こり、ポケットが消失します。

▪ 歯周ポケットが4mm以上の中等度以上の場合

　歯周外科手術の前処置として行われることが多いです。深いポケットの存在下で行う処置なので器具の到達は困難で、確実な処置は望めません。しかし、外科手術の前に行うことにより、炎症症状が軽減されて後の手術も容易になり、手術侵襲も少なくなることから、患者の苦痛の軽減にもなります。

PCur

前歯	60 (30) 点
小臼歯	64 (32) 点
大臼歯	72 (36) 点

（　）内は再PCurの点数

歯周治療　処置

傷病名: 7┼7 / 7┼7　P

7/1		再診	42
	7┼7/7┼7	歯科疾患管理料（2回目以降）	110
		機械的歯面清掃処置 （前回算定5月）	60
		歯周基本検査（2回目）	200
		口腔内写真検査（5枚）	10×5
		P基処	10
7/8		再診	42
	｜67	OA浸麻	／
		PCur	72×2
7/15		再診	42
	765｜	OA浸麻	／
		PCur	64+ 72×2

ワンポイントアドバイス

1）麻酔料は所定点数に含まれ、別に算定できません。
2）同一歯にSRPとPCurを同時に行った場合においても、いずれか一方により算定します。
3）同部位の2回目以降のPCurは、歯周病検査の結果を踏まえ、その必要性や効果を考慮したうえで実施します。

33. 機械的歯面清掃処置(歯清)

　主治の歯科医師またはその指示を受けた歯科衛生士が歯科疾患管理料または歯科疾患在宅療養管理料を算定している歯周病患者(PおよびG)に機械的歯面清掃を行った場合は、月1回に限り加算できます。2ヵ月に1回の算定となります。

　また機械的歯面清掃とは歯科医師またはその指示を受けた歯科衛生士が、歯科用の切削回転器具および研磨用ペーストを用いて行う歯垢除去等をいいます。スケーリングやSRPなどの歯周基本治療とは違いますので、歯周基本治療と同時に算定することもできます。

　歯科医師の指示を受けた歯科衛生士が患者に対して機械的歯面清掃を行った場合は、当該指示内容をカルテに記載します。

- 機械的歯面清掃処置：2ヵ月に1回　(歯清：60点)

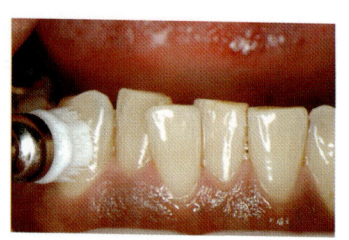

- 機械的歯面清掃

歯周治療　処置

傷病名：7⊥7／7⊤7　P

5/1		初診	218
	7⊥7／7⊤7	歯周基本検査	200
		口腔内写真検査（5枚）	10×5
		歯科疾患管理料（初回）	110
5/8		再診	42
	7⊤7	スケーリング	66+38×2
		歯周基本治療処置	10
5/15		再診	42
	7⊤7	スケーリング	66+38×2
	7⊥7／7⊤7	機械的歯面清掃処置	60
		歯科衛生実地指導料	80

ワンポイント アドバイス

1) 歯科疾患管理料または歯科疾患在宅療養管理料を算定していない患者へは機械的歯面清掃処置は算定できません。
2) 歯科疾患管理料を算定している患者でも、PまたはGの病名のない場合は、機械的歯面清掃処置は算定できません。
3) 歯科医師が直接行っても算定可能です。
4) 算定は2ヵ月に1回です。
5) 訪問歯科衛生指導料または歯科矯正管理料を算定している患者へは算定できません。
6) 歯管算定後であれば、日を異にしても算定可能です。

34. 歯科衛生実地指導料(実地指)

(1) 歯科衛生実地指導料1 (実地指1:80点):月1回

う蝕または歯周病に罹患している患者に対して、主治の歯科医師の指示を受けた歯科衛生士が直接口腔内で15分以上ブラッシング指導を行ったうえで、その指導内容に係る情報を文書により提供した場合に月1回に限り算定します。患者への文書提供は初回および状況や指導内容の変化のあったときに行いますが、ときに変化がなくても3ヵ月に1回は文書提供を行います。

実地指を算定した場合は主治の歯科医師に報告を行うとともに、患者に交付した文書の写しを歯科衛生士業務記録簿に添付します。

歯科医師は、歯科衛生士に患者の療養上必要な指示を十分に行うとともに、歯科衛生士に行った指示内容等の要点をカルテに記載します。

指導とは以下にあげる内容をいいます。
①歯および歯肉等口腔状況の説明
②プラークチャートを用いたプラークの付着状況の指摘および患者自身によるブラッシングを観察したうえでのプラーク除去方法の指導
③家庭内においてとくに注意すべき療養指導

(2) 歯科衛生実地指導料2 (実地指2:100点):月1回

障害者歯科医療連携施設・地域歯科診療支援病院において月1回15分以上または2回の合計15分以上行った場合に算定できます。

| | | 歯周治療 | 処置 |

傷病名： 7̅6̲̅7̲ 7̅6̲̅7̲ G

5/1		初診	218
	7̅6̲̅7̲ 7̅6̲̅7̲	歯周基本検査	200
		口腔内写真検査（5枚）	10×5
		歯科疾患管理料（初回）	110
	7̅6̲̅7̲ 7̅6̲̅7̲	スケーリング	66+38×2
		歯周基本治療処置	10
5/8		再診	42
	7̅6̲̅7̲ 7̅6̲̅7̲	スケーリング	66+38×2
		歯科衛生実地指導料	80
		機械的歯面清掃処置	60
5/15		再診	42
		P基検	100

ワンポイントアドバイス

1）歯科医師が患者に直接ブラッシング指導をしても算定できません。
2）算定できる病名は、う蝕または歯周疾患ですのでHysやWSDなどでは算定できません。
3）患者の年齢制限はなく、初診月から算定できます。
4）歯科衛生士が直接指導するのなら患者本人ではなく家族に指導しても算定できます。

プラークチャートの例

プラークチャート	平成　年　月　日															
プラーク																
歯	8	7	6	5	4	3	2	1	1	2	3	4	5	6	7	8
プラーク																
	（プラーク部位　ヶ所）/（歯面数　ヶ所）×100＝（　　）%															

35. Pの消炎処置(急性歯肉膿瘍切開)

　真性ポケットが食物残渣、その他の何らかの原因により閉鎖されたり、また、真性ポケットから深部の歯周組織に化膿性炎症が波及した場合などに、歯肉膿瘍が形成されます。糖尿病患者やその他、全身抵抗力が減弱している状態では、歯肉膿瘍に移行しやすいです。

術式
①X線検査
②局所麻酔を行い切開を加える(切開の位置・長さ等をカルテに記載)
③外科用鋭匙にて肉芽組織を除去し、スケーラーにて根面の沈着物を除去
④ガーゼドレーンを挿入

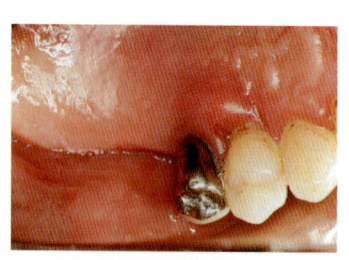

- 5 4| 口蓋部の歯肉膿瘍

歯周治療　処置

傷病名: 7┼7／7┼7 P　└6 P急発GA

4/1		初診	218
	7┼7／7┼7	パノラマ	317
	└6	X-Ray線(D) ×1	38
		OA浸麻	／
		切開(頬側10mm排膿(＋))	180
		処方せん	68
4/2		再診	42
	└6	洗浄	／
4/8		再診	42
	7┼7／7┼7	歯周基本検査	200
	└6	洗浄(J)	／
		P処	10
		ペリオクリン歯科用軟膏	57
	7┼7／7┼7	スケーリング	66+38×2

ワンポイント アドバイス

1) Pの急性発作から歯肉膿瘍を形成し、これを切開した場合に切開180点を算定します。
2) 切開と同日には歯周病検査は算定できません。
3) 同一歯の2ヵ所を同時に切開しても1回の算定となります。
4) 日が異なれば再度の切開も算定できます。
5) Pの急性発作時にペリオクリン等を注入した場合は、P処(10点)が算定できます。また注入したペリオクリンの費用も算定できます。

36. 歯周疾患処置（P処）

　歯周疾患処置とは、歯周疾患による急性症状の緩解を目的として、歯周ポケット内へ薬剤の注入を行った場合と、歯周基本治療後の歯周病検査の結果、歯周ポケットが4mm以上の部位に対して、十分な薬効が期待できる場合、計画的に1ヵ月間薬剤注入を行ったときに算定します。

　その後、再度の歯周病検査の結果、臨床症状の改善はみられるものの、歯周ポケットが4mm未満に改善されない場合において、さらに1ヵ月間継続して薬剤注入を行ったときにも算定できます。

ワンポイントアドバイス

1）急性症状の緩解以外は、歯周基本治療が終了し、3回目の歯周病検査を行っていなければ算定できません。
2）P処（10点）と特定薬剤料は必ず併せて算定することが必要です。（SPT中は別）
3）1週間に1回ずつ計画的に1ヵ月間（4～5回）継続して注入します。シリンジは1回ごとの使いきりです。
4）再度の歯周病検査の結果、臨床症状の改善はあるが、歯周ポケットが4mm未満に改善されない場合は、さらに1ヵ月間の薬剤注入が認められます。レセプトには特定薬剤を応用した部位を処置の「その他」欄に、使用薬剤名を「特定薬剤」欄に記載が必要です。
5）P処を算定した月は、P基処は別に算定できません。

歯周治療　処置

傷病名: 7┬7 / 7┴7　P

4/7		再診	42
		歯周精密検査3	400
	765|	P処	10
		ペリオクリン歯科用軟膏	57
4/15		再診	42
	765|	P処	10
		ペリオクリン歯科用軟膏	57
4/22		再診	42
	765|	P処	10
		ペリオクリン歯科用軟膏	57
4/30		再診	42
	765|	P処	10
		ペリオクリン歯科用軟膏	57

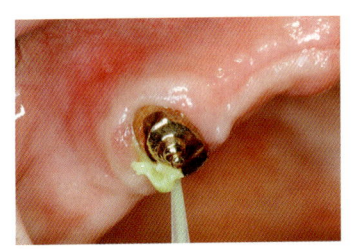

- ポケットに薬剤を注入

37. 歯周基本治療処置

▪ 歯周基本治療処置(P基処)　10点

　歯周基本治療(SC、SRP等)を行った部位に、薬剤等により歯周疾患の処置を行った場合、月1回に限り算定できます。なお、歯周基本治療を行った同日に算定することも可能です。

　ただし、歯周疾患処置(P処)を算定した月には算定できません。またP処とは違い、薬剤等に係る費用は算定できません。

・歯周疾患処置(P処)　1口腔1回につき

$$P処(10点) + \begin{cases} ペリオクリン歯科用軟膏　(57点) \\ ペリオフィール歯科用軟膏2\%　(35点) \end{cases}$$

・歯周基本治療処置(P基処) 1口腔につき月1回
　P基処(10点)のみ
　薬剤等の費用は含まれる。

歯周治療　処置

傷病名: 7┼7 / 7┼7　P

4/1		初診	218
	7┼7 / 7┼7	パノラマ	317
		P基検	200
		歯科疾患管理料	110
		機械的歯面清掃処置	60
	7┼7	スケーリング	66+38×2
		歯周基本治療処置(P基処)・J	10
4/8		再診	42
	7┼7	スケーリング	66+38×2
4/15		再診	42
	7┼7 / 7┼7	P基検	100
5/2		再診	42
	7┼7 / 7┼7	歯管	110
		実地指	80
	3┼3	SRP	60×6
		P基処・J	10

ワンポイントアドバイス

1) 薬剤については、通常用いる J、JG、JGペースト等をいいます。

38. 咬合調整

- 咬合調整　1〜9歯　　40点
　　　　　　10歯以上　60点

　咬合性外傷は歯周病の初発因子ではありませんが、歯周病を進行させる修飾因子です。また、歯周病が進行した結果、歯周組織の負担能力が低下したことにより、通常の咬合力すら外傷として働き、さらに歯周病を悪化させてしまいます。

　咬合異常や咬合性外傷に対して、過高部を削合して早期接触を改善したり、歯冠の形態を変えて咬合圧による側方力を減少させて歯軸方向に導いて外傷を除去したりします（歯冠形態修正）。

　削合した歯は元に戻らないので、十分な診査のうえで慎重に行います。とくに炎症の強いときは必要最小限の調整にとどめて炎症消退後に精密な調整をします。

　歯周病における過重負担に対して咬合調整を行った場合、9歯までは40点、10歯以上は60点を算定します。

　保険診療の咬合調整には以下の内容が含まれます。
①Pおよび歯ぎしりに対する咬合調整（1回限り）
②過重圧を受ける歯の過高部や他院製作の補綴物の過高部の削除
③鉤歯調整（1回限り）
④歯冠形態修正（40点で1回限り）
⑤顎関節症（9歯以下40点　10歯以上60点）

歯周治療　処置

傷病名：7⊥7/7⊥7 P、⌐45P急発

5/1		初診	218
	7⊥7/7⊥7	パノラマ（パデ）	402
		歯周基本検査	200
		口腔内写真検査（5枚）	10×5
		歯科疾患管理料（初回）	110
		⌐45部歯肉腫脹、発赤あり、動揺3度、同部に骨吸収あり、ポケット5〜7mm	／
	⌐45	歯冠形態修正（1〜9歯）	40
		P処	10
		ペリオクリン歯科用軟膏	57
		処方せん	68

ワンポイントアドバイス

1) Pや歯ぎしりの傷病名で何度も重複算定しないように気をつけましょう。
2) 歯冠形態修正を行った場合は、レセプト摘要欄に修正を行った歯の部位を記載します。算定は1回限りで40点です。カルテには、修正理由、修正箇所等を記載します。

39. 暫間固定（TFix）

　暫間固定とは、歯の支持組織の負担を軽減し、歯槽骨の吸収を防止してその再生治癒を促進させるために、暫間的にレジン連続冠固定法、線結紮法（帯冠使用を含む）およびエナメルボンドシステムにより連結固定することをいいます。暫間固定には次のものがあります。

簡単なもの（300点）（装着料30点別）
歯周外科手術を伴わない4歯未満の暫間固定をいいます。
なお1顎に2箇所以上行っても1回の算定です。

困難なもの（500点）（装着料30点別）
- 歯周外科を伴う場合の固定源となる歯を歯数に含めない4歯以上の暫間固定
- 外傷性の歯の脱臼を暫間固定した場合
- 歯の再植術に際して暫間固定した場合
- 両側下顎乳中切歯のみ萌出し、1歯のみ脱臼、整復固定した場合（両方の歯が脱臼している場合は認められない）
- 歯の移植術に際して暫間固定をした場合

なお、歯周外科に伴う4歯未満の暫間固定は手術の点数に含まれます。

著しく困難なもの（650点）（装着料30点別）
連続鉤固定法およびレジン床固定法をいいます。

　暫間固定に際して印象採得、咬合採得、装着を行った場合は、「副子」と同様に算定します。ただし、エナメルボンドシステムのみにより連結固定した場合は、装着の費用（30点）とその装着材料料は算定できません。

　暫間固定を修理した場合は、レジン連結冠固定法の場合は70点、レジン床固定法の場合は220点が算定できます。それ以外は算定できません。

歯周治療　処置

傷病名： 7┼7 / 7┼7　P

4/1		初診	218
	7┼7 / 7┼7	歯周基本検査	200
		歯科疾患管理料	110
		歯科衛生実地指導料	80
	3┼3	TFix（ワイヤーレジン）	330
		装着材料料 スーパーボンド	16×6
		咬合調整	40
4/8		再診	42
	3┼3	TFix（エナメルボンドシステム）	300
		咬合調整	／

ワンポイント アドバイス

1）検査を算定しましょう。
2）必要があれば咬合調整も算定しましょう。
3）スケーリングと同日の算定も可能です。
4）エナメルボンドシステムを行った場合は、レセプトの摘要欄に部位と方法の記載が必要です。

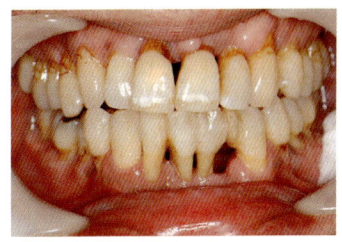

- 3┼3の暫間固定

40. 歯周治療用装置

　歯周治療用装置とは、重度の歯周病で長期の治療期間が予測される歯周病患者に対して、治療中の咀嚼機能の回復および残存歯への咬合の負担の軽減等を目的とするために、装着する冠形態または床義歯形態の装置をいいます。

(1) 冠形態のもの（1歯につき50点）

　ブリッジタイプの装置はダミーの部分も1歯として数えます（⑤6⑦のブリッジであれば50点×3）。

(2) 床義歯形態のもの（1装置につき750点）

　これらの点数の中には印象採得、咬合採得、装着、調整指導、修理等の基本的な技術料と床義歯型の床材料等の基本的な保険医療材料料は含まれます。しかし人工歯、鉤およびバー等を使用した場合は別に算定できます。

　歯周治療用装置は、歯周基本治療中には装着を行っても算定できず、歯周基本治療終了後の歯周精密検査の結果、歯肉切除手術、歯肉剥離掻爬手術、歯周組織再生誘導手術のいずれかを行った場合に算定できます。

　本来ならば装置を装着した時点で算定すべきですが、現時点では歯周外科手術を行う前の精密検査後でなければ算定できませんので、歯周基本治療中に装着した歯周治療用装置がある場合は、算定し忘れに注意しましょう。

歯周治療　処置

傷病名：7┬7／7┴7 P　|4 5 6 Per
歯周基本治療終了

4/1		再診	42
	7┬7／7┴7	歯周精密検査	400
		歯科疾患管理料	110
		歯科衛生実地指導料	80
4/8		再診	42
		OA浸麻	／
	3┬3	歯肉剝離搔爬手術（FOp）	620×6
		処方せん	68
	|456	歯周治療用装置	50×3
4/15		再診	42
	3┬3	洗浄	／

ワンポイント アドバイス

1) 歯周精密検査後、歯周外科処置予定の場合に算定できます。
2) 歯周治療用装置が歯周外科手術を行う部位と違う部位でも算定できます。
3) 歯周外科手術前でも、摘要欄記載があれば算定可能（例：歯周外科手術予定）。

41. 再評価検査

再評価検査

　歯周治療の流れの中にもあったように、歯周治療は検査・処置を繰り返していきます。一般的には最初に行った検査（歯周基本検査か歯周精密検査）を繰り返し行い、再評価していきます。その結果により、治癒あるいは病状安定、あるいは処置を行うことになります。ただし歯周外科手術を予定している場合には歯周精密検査が必要です。

　ここでの歯周精密検査で、プラークチャートの指数が少なくとも20％程度を維持でき、肉眼的な炎症がなく、ポケットの深さが4mm以上で活動性部位（プロービング時に出血が認められる等）が認められる場合に歯周外科手術に移行します。

歯周病部分的再評価検査

　歯周外科手術を行った後、治癒の状態を評価するために手術部位のみに行う検査です。したがって歯周病検査の原則の一口腔単位での算定ではなく、歯周外科手術を行った部位に対して、1歯につき15点を、1回に限り算定できます。一般的には手術後の創傷治癒には2～4週以上必要とされますので、この部分の再評価検査は原則として手術後2～4週以上経過後に行います。

　歯周病部分的再評価検査を行った場合、その後に処置がなくてもある一定期間を経過すれば、一口腔単位での歯周精密検査は可能です。

歯周治療　処置

傷病名: 7⎯7 / 7⎯7　P

歯周基本治療終了後、歯周精密検査済

4/8		再診	42
		OA浸麻	／
	⌊4567	FOp	620×4
		処方せん	68
4/15		再診	42
	⌊4567	洗浄　抜糸	／
5/8		再診	42
	⌊4567	歯周病部分的再評価検査	15×4
5/15		再診	42
	7⎯7/7⎯7	歯周精密検査	400

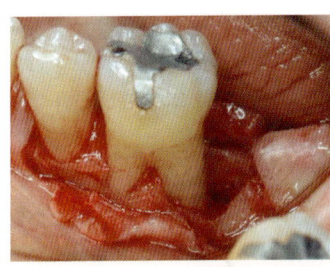

- FOp時

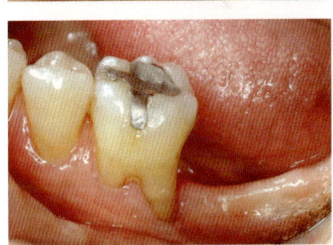

- 手術後の歯肉

42. 歯周外科手術

歯周外科手術

　歯周基本治療を行っても、歯周ポケットが残存している場合等に、局所の原因物質の完全な除去を行い、ポケットの消失を図るとともに歯肉をより生理的形態に改善し、プラークコントロールしやすい環境を作り、疾患の再発を防止するために行う手術です。最近では喪失した付着の再生を期待して行う手術もあります。

　歯周外科手術には、
①歯周ポケット搔爬術（80点）
②新付着手術（160点）
③歯肉切除手術（320点）
④歯肉剥離搔爬手術（620点）
⑤歯周組織再生誘導手術（一次手術760点、二次手術320点）

があり、それぞれ1歯単位で算定します。手術にあたっては必ず歯周基本治療終了後、歯周精密検査を行い、患者の全身状態を考慮し、プラークコントロールを徹底してから行います。

- 歯周外科手術と同時に行われる、スケーリング・ルートプレーニングは手術の点数に含まれます。また縫合、パックも算定できません。
- 歯周病安定期治療を開始した以降に実施する場合は、所定点数の100分の30に相当する点数により算定します。
- 歯周外科手術を伴う暫間固定を行った場合は、固定源となる歯を含めない4歯以上の固定であれば「困難なもの」で算定します（エナメルボンドシステムの場合500点）。4歯未満のものは手術の所定点数に含まれます。

| | | 歯周治療 | 処 置 |

傷病名: 7┼7 / 7┼7　P

4/8		再診	42
	4~7	OA浸麻	/
		歯周ポケット搔爬術	80×4
	3~7	TFix スーパーボンド	500
		パック	/
		処方せん	68
4/9		再診	42
	4~7	洗浄	/
4/15		再診	42
		パック除去　抜糸	/
		洗浄	/

ワンポイントアドバイス

1) 歯周ポケット搔爬術は、縫合かパックが必要です。
2) 歯周ポケット搔爬術でも暫間固定を行えば算定できます。

43. 歯肉剥離掻爬手術(FOp)

　歯肉剥離掻爬手術は、一般的にフラップ手術といわれています。歯肉弁を剥離して、直視下で汚染根面のスケーリング・ルートプレーニングを行うとともに、内縁上皮と炎症性肉芽組織を除去し、さらに必要に応じて歯肉や異常な歯槽骨の形態を整え、歯肉弁を適切な位置に復位して縫合することにより、再付着を図る方法です。

　歯肉剥離掻爬手術と同時に歯槽骨欠損部に骨代用物質を挿入した場合は110点を加算します。また、骨移植術を行った場合はそれぞれの点数を算定できます。

骨代用物質
- シンソグラフト骨移植材
- ボーンタイト
- ビーゾセラム
- ボーンジェクト

骨移植術

自家骨移植	簡単なもの　1,780点 困難なもの　14,030点
同種骨移植（生体）	16,730点
同種骨移植（非生体）	14,770点

歯周治療　処置

傷病名: $\frac{7+7}{7+7}$ P

4/8		再診	42
	4〜7	OA浸麻	/
		FOp	620×4
		代用骨　ボーンジェクト1g	110+610
		5糸縫合	/
		処方せん	68
4/9		再診	42
	4〜7	洗浄	/
4/15		再診	42
	4〜7	抜糸	/

ワンポイント アドバイス

1) 歯周外科手術を請求するにあたっては、レセプトの「処置・手術」のその他の欄に、部位と手術名と点数を記載します。

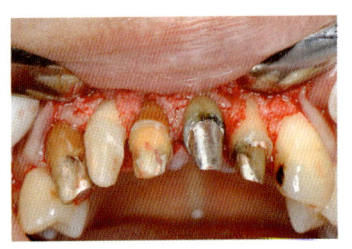

- FOp。歯肉弁を翻転したところ

44. 歯周組織再生誘導手術(GTR)

歯周組織再生誘導手術

　歯肉剥離搔爬手術と同様に歯肉弁を形成し、炎症性物質を除去した後、歯肉弁と歯槽骨の間に保護膜を設置し、上皮細胞の根尖側方向の侵入を防止し、歯肉結合組織の根面への付着を阻止することにより、歯根膜由来の未分化間葉細胞を根面に誘導し、結合組織性の付着（新付着）を得る目的で行う手術です。

　他の歯周外科手術と同様に歯周精密検査後に、根分岐部病変または垂直性骨欠損を有する歯に対して吸収性膜または非吸収性膜の固定を行った場合に算定します（1次手術760点）。また、非吸収性膜を使用した場合は一定期間の経過観察の後、膜を除去するときには2次手術320点を算定します。なお使用した膜の材料料は別に算定できます（歯周組織再生材料900点）。

・手術時歯根面レーザー応用加算(60点)

　フラップ手術またはGTRにおいて、レーザー照射により対象歯の歯石除去を行った場合に算定します。算定には施設基準の届出が必要です。

歯周治療　処置

傷病名：7├7 / 7├7　P

4/8		再診	42
	⌊4〜7	OA浸麻	/
	⌊457	FOp	620×3
	⌊6	根分岐部病変 classⅡ	/
		GTR一次手術	760
		手術時歯根面レーザー応用加算	60
		再生膜応用	900
		5糸縫合	/
		パック	/
		処方せん	68
4/9		再診	42
	⌊4〜7	洗浄	/
4/15		再診	42
	⌊4〜7	抜糸	/
6/8		再診	42
	⌊567	OA浸麻	/
	⌊6	GTR二次手術	/
		非吸収性膜除去	300
		3糸縫合	/
		処方せん	68

ワンポイント アドバイス

1) GTRは根分岐部病変または垂直性骨欠損を有する歯に対して行います。
2) 同時に他の部位に行ったFOpも算定できます。

45. 歯肉歯槽粘膜形成手術（MGS）

MGS

　歯肉歯槽粘膜部の形態異常および歯根露出に対して、歯周病の治療と再発防止、プラークコントロールのしやすい歯周環境を確保するための手術の総称です。

　そのなかには
①歯肉弁根尖側移動術　　600点
②歯肉弁歯冠側移動術　　600点
③歯肉弁側方移動術　　　770点
④遊離歯肉移植術　　　　770点
⑤口腔前庭拡張術　　　2,820点
があります。また広義では小帯切除560点も含まれます。

　上述の、①歯肉弁根尖側移動術から③歯肉弁側方移動術までは、1歯単位で算定し、④⑤に関しては手術単位の算定となります。また⑤口腔前庭拡張術と同時に行った小帯切除・形成術は所定点数に含まれて算定できません。

　手術の時期については規定はありませんが、一般的には歯周基本治療が終了した時点以降でプラークコントロールのしやすい環境を整える目的で行うことが多いです。

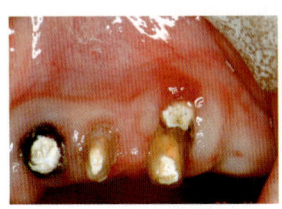

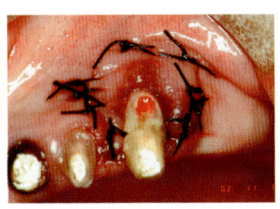

- |3 部付着歯肉が消失している
- 粘膜弁を形成し、根尖側移動

歯周治療　処置

傷病名：7+7/7+7 P、3̲4̲ 歯肉退縮

歯周基本治療後の歯周病検査から続く

4/8		再診	42
	3̲4̲5̲	3̲4̲ 部歯肉退縮に付着歯肉を獲得するために、4̲5̲ 部付着歯肉を側方移動	/
		OA浸麻	/
		歯肉弁側方移動術	770×3
		3̲4̲5̲ 粘膜弁形成	/
		3̲4̲ 露出根面に 4̲5̲ 部粘膜弁を移動	/
		5 糸縫合　パック	/
		処方せん	68
4/9		再診	42
	3̲4̲5̲	SP	/
4/15		再診	42
	3̲4̲5̲	パック除去	/
		SP 抜糸	/

ワンポイント アドバイス

1）歯肉弁根尖側移動術、歯肉弁歯冠側移動術、歯肉弁側方移動術は、1歯単位で算定。

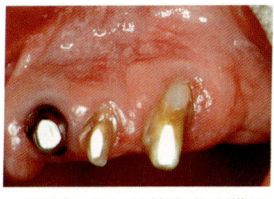

- 術後 3̲ 部に付着歯肉を獲得

2）歯肉弁歯冠側移動術、歯肉弁側方移動術および遊離歯肉移植術は、歯周疾患に罹患していなくても歯肉退縮が認められる場合は実施できます。

46. 歯周病安定期治療(SPT)

- **歯周病安定期治療(SPT):300点**

　SPTとは、中等度以上の歯周病患者に対して一連の歯周基本治療等を行い、一時的に病状が安定した場合に、その歯周組織の状態を維持し、治癒させることを目的としてプラークコントロール、機械的歯面清掃、スケーリング、スケーリング・ルートプレーニング等を主体とした治療のことをいいます。

条件としては
①歯科疾患管理料あるいは歯科疾患在宅療養管理料を算定している
②中等度以上の歯周炎に罹患している
③歯周基本治療が終了している
④病状安定の状態である
の4つが必要です。
【中等度以上の歯周炎】の条件とは、
a) 骨吸収が根長の1/3以上
b) 歯周ポケットは4mm以上
c) 根分岐部病変がある
ということになります。
【病状安定】とは、
　歯周基本治療以降の歯周病検査において、歯周組織の多くの部分は健康であるが、一部分に病変の進行が停止し症状が安定していると考えられる深い歯周ポケット、根分岐部病変、歯の動揺が認められる状態をいいます。

歯周治療　処置

◆治療間隔の短縮が不要な場合（p.81の④→⑥）
傷病名：$\frac{7\vdash7}{7\vdash7}$P

4/8		再診	42
	$\frac{7\vdash7}{7\vdash7}$	P基検	200
		歯管	110
		実地指	80
		SPT	300
	$\overline{3\vdash3}$	SRP	／

7/1		再診	42
	$\frac{7\vdash7}{7\vdash7}$	P基検	200
		歯管	110
		実地指	80
		SPT	300
	$\overline{7\sim4|}$	SC	／

8/2		再診	42
	$\frac{7\vdash7}{7\vdash7}$	歯管	110
		歯清	60
		実地指	80

10/2		再診	42
	$\frac{7\vdash7}{7\vdash7}$	P基検	200
		歯管	110
		実地指	80
		SPT	300
	$\overline{3\vdash3}$	SC	／

疾患・処置&保険請求

ワンポイント アドバイス

1) 1口腔につき月1回に限り算定できますが、治療間隔の短縮が必要とされる場合を除き、原則として3ヵ月に一度の算定になります。

　最初の算定時には歯周病検査を行い、症状が安定していることを確認したうえで、検査結果の要点や歯周病安定期治療の治療方針について、歯科疾患管理料に係る文書を提供するとともに、当該文書の写しをカルテに添付します。

　治療間隔の短縮が必要とされる場合とは、
- イ．歯周外科手術を実施した場合
- ロ．全身疾患の状態により歯周病の病状に大きく影響を与える場合
- ハ．全身疾患の状態により歯周外科手術が実施できない場合
- ニ．侵襲性歯周炎の場合

　なお、イを実施した場合は除き、全身状態等を診療録に記載します。また、ロまたはハに関しては主治の医師からの文書をカルテに添付します。

2) SPTの請求にあたっては、レセプトの摘要欄にSPTの前回実施月(初回の場合は「1回目」と記載)を記載します。

3) SPTを開始後、病状の変化により歯周外科手術を行った場合は所定点数の30/100を算定します。それ以降のSPTの算定に関しては、再び病状が安定するまでは算定できません。

4) SPT算定期間中は歯周基本治療、咬調、P処、P基処は算定できませんが、それ以外の処置は算定できます。

5) SPTを算定した同日には、歯清は算定できません。

歯周治療　処置

◆治療間隔の短縮が必要な場合（p.81の⑤→⑥）

傷病名：$\frac{7\sim7}{7\sim7}$ P、$\underline{6}$P急発、$\underline{3\ 4\ 5}$ WSD

日付	部位	処置	点数
4/8		再診	42
	$\frac{7\sim7}{7\sim7}$	歯管	110
		実地指	80
		P精検	400
		SPT	300
	$\overline{3\sim3}$	SC	／
5/10		再診	42
	$\frac{7\sim7}{7\sim7}$	歯管	110
		実地指	80
		P精検	400
		SPT	300
	$\underline{3\sim3}$	SC	／
6/12		再診	42
	$\frac{7\sim7}{7\sim7}$	歯管	110
		実地指	80
		SPT	300
	$\underline{4\sim7}$	SRP	／
7/15		再診	42
	$\frac{7\sim7}{7\sim7}$	歯管	110
		実地指	80
		P精検	400
		口内写	10×5
		SPT	300
	$\underline{7\sim4}$	SRP	／

日付	部位	処置	点数
8/20		再診	42
	7┤7 / 7┼7	歯管	110
		実地指	80
		SPT	300
	3┼3	SC	/
8/25		再診	42
	|6	P処	/
		ペリオクリン	59
9/10		再診	42
	7┤7 / 7┼7	歯管	110
		実地指	80
		P精検	400
		SPT	300
	|345	充形	120×3
		EE・EB光CR充(B)	(100+11)
		研磨	×3

MEMO

47. 抜歯手術

歯または残根の全部を抜去した場合に算定します。
- 乳歯　130点
- 前歯　150点
- 臼歯　260点
- 難抜歯　470点
- 埋伏歯　1,050点
- 下顎水平埋伏智歯加算　100点

①難抜歯とは、単に抜歯の難易度によって算定するのではなく、歯根肥大・骨の癒着歯等に対して骨の開さくまたは歯根分離術等を行った場合に算定します。
②埋伏歯とは、完全埋伏歯または水平埋伏智歯に限り算定します。（歯冠部の2/3以上が骨性埋伏している状態）
③やむを得ず抜歯を中断した場合は、抜歯を中断した時点での実態に即して請求します。なお、後日改めて抜歯を再開し完全抜去した場合においては、再開時の歯牙の実態に即しての抜歯手術料および麻酔料の算定をして差し支えありません。
④下顎智歯の抜歯において、埋伏歯の算定要件を満たしている場合は100点を加算します。
⑤歯科用Ｘ線撮影または歯科パノラマ断層撮影において下顎埋伏智歯と下顎管の位置関係が不明確で、抜歯手術により下顎管を損傷する危険性が疑われる場合には歯科用CT撮影による位置関係の精査は認められます。この場合、撮影料600点＋診断料450点＋電子画像管理加算120点の計1,170点の算定となります。

外科　処置

8̄ 水平埋伏智歯、perico

4/1	初診	218
	8̄ デジタルパノラマX-P	402
	処方せん	68
	一般名処方加算	2
4/5	再診	42
	歯科用CT	1,170
	（根尖と下顎管との位置関係精査のため）	
	8̄ OA＋右下顎乳伝麻	42+6
	埋伏歯抜歯	1,050
	下顎埋伏加算	100
	処方せん	68
	一般名処方加算	2
4/15	再診	42
	8̄ SP、抜糸	／

ワンポイント アドバイス

1) 院外処方として処方せんを交付する時、薬剤の一般的名称を記載した処方せんを交付した場合には、処方せん料に2点の加算ができます。

2) 必要があって同月内に2回以上CT撮影を行った場合の診断料は算定できません。また撮影料は80／100となります。

48. ヘミセクション（分割抜歯）

- **ヘミセクション（分割抜歯）：470点**

　複根歯においてどちらか一方（上顎大臼歯の場合は3根のうちの1根：トライセクション）の歯根が、歯根破折、難治性根尖病巣、著しい骨吸収等で予後不良となった場合に、歯根を分割して予後不良な歯根のみを抜去して、保存可能な歯根のみを残す方法です。なお、上顎大臼歯において2根を抜去し1根のみを残すことは、歯科医学的に適切とは考えられないため、認められません。

ヘミセクション（トライセクション）後の歯冠修復、欠損補綴

ヘミセクション　　：単独冠およびブリッジの場合
（下顎大臼歯）
- 保存歯根；小臼歯歯冠修復
- 抜去歯根部；小臼歯ポンティック

トライセクション：単独冠の場合
（上顎大臼歯）
- 大臼歯歯冠修復

ブリッジ支台の場合
- 頬側2根を残したとき；大臼歯歯冠修復
- 頬側いずれか1根と口蓋根を残したとき；小臼歯歯冠修復
- 頬側いずれか1根の抜去歯根部；小臼歯ポンティック

術式
①術野の消毒
②局所麻酔
③歯牙分割
④予後不良歯根の抜去
⑤掻爬、洗浄後縫合

傷病名: 6| Per

4/1	再診	42
6|	X-Ray(D)	48
	近心根保存不可能	／
	OA伝麻	42+6
	分割抜歯	470
	摘要；近心根分割抜歯	／
	処方せん	68

ワンポイントアドバイス

1) 同時に歯肉を剥離して、歯槽骨整形手術を行った場合の費用は、別に算定できません。
2) 上顎第2大臼歯の遠心頬側根抜歯および下顎第2大臼歯遠心根抜歯の場合の延長ポンティックは認められません。

※欠損補綴の「82.歯根分割(抜歯)ブリッジ」(p.204)の項を参照してください。

49. 歯根分割搔爬術

- **歯根分割搔爬術：260点**

　歯周疾患が原因ではなく、髄床底の根管側枝を介する感染等を原因とする歯根分岐部の病変に対して、歯根分割を行い、分岐部病変の搔爬を行って歯の保存を図る手術をいいます。

歯根分割後の歯冠修復

単独冠の場合

- 支台築造：小臼歯×2
- 歯冠形成、印象・咬合採得：×2
- 歯冠修復：小臼歯×2
　　　　　　（装着料×2、装着材料料×2、
　　　　　　　クラウン・ブリッジ維持管理料×1）

ブリッジの支台の場合

- 支台築造 ： 大臼歯×1
- 歯冠修復：大臼歯×1
- 指数：R=6

術式

①術野の消毒
②局所麻酔
③歯牙分割
④分岐部肉芽の搔爬

傷病名: 6| Per・根分岐部病変

4/1		再診	42
	6|	X-Ray(D)	48
		根分岐部のみ透過像あり	／
		OA浸麻	／
		歯根分割掻爬術	260
		近遠心根を分割	／
		分岐部肉芽掻爬	／
		処方せん	68

ワンポイントアドバイス

1) 歯周疾患が原因の場合は、実態により歯周外科手術の算定となります。
2) 上顎の大臼歯に対しては、適応症とはなりませんので、注意してください。
3) 歯根分割歯の歯内療法については、当該歯を単位として算定します。

50. 抜歯窩再掻爬

- **抜歯窩再掻爬：130点**

抜歯後の疼痛が消失せずに、持続したり、再燃したりする場合を抜歯後疼痛といいます。原因としていろいろなものが考えられますが、その一つにドライソケットといわれるものがあります。

ドライソケットとは、抜歯窩内に血餅や肉芽の形成が見られず歯槽窩壁が露出し、強度の自発痛および接触痛がみられる抜歯創治癒過程の異常なものです。

治療法は洗浄や局所保護により自然治癒を図ることですが、歯槽窩壁の露出が著しい場合は、再度抜歯窩の掻爬が行われます。

術式
1日目
①伝達麻酔
②抜歯
2日目
①術野の消毒
②局所麻酔
③歯科用鋭匙による再掻爬
④出血の確認
⑤縫合

外科　処置

傷病名：6̲| Per→抜歯窩治癒不全

4/1		再診	42
	6̲|	X-Ray(D)	48
		OA伝麻	42+6
		難抜歯	470
		処方せん	68
4/8		再診	42
	6̲|部	疼痛持続、一部骨面露出	／
		OA浸麻	／
		抜歯窩再搔爬	130
		処方せん	68

ワンポイントアドバイス

1) 抜歯窩に対して再搔爬手術を行った場合は、1歯に相当する抜歯窩を単位として算定します。

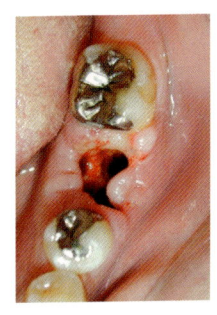

■ 6̲|部のドライソケット：抜歯窩の再搔爬は最終的な治療で、通常は洗浄と局所消毒薬・鎮静薬が用いられる

51. 後出血処置

- **後出血処置：470点**

　抜歯後にガーゼ等により圧迫止血を行っても止血に至らず、出血が続くあるいは一度止血を確認したにもかかわらず再出血をきたすような異常出血を抜歯後出血といいます。

　後出血の局所的な要因としては、不良肉芽組織の掻爬不十分、歯槽骨骨折、周囲軟組織の損傷等があり、全身的な要因としては、抗血栓薬の服用や全身疾患による出血性素因があります。

抜歯後出血への対応

　まず原因を確かめることが重要です。

　問診等で出血性素因等の全身的な要因が否定できる場合は、局所の精査を行い出血点を確認し、局所止血剤の使用や電気凝固等で止血を図った後、再縫合を施します。また、全身的に止血剤を投与したり、創面保護のためシーネを装着するのも有用です。

傷病名：8̄ Perico→抜歯後出血

4/1		再診	42
	8̄	X-Ray(D)	58
		OA伝麻	42+6
		抜歯	260
		2糸縫合	／
		処方せん	68
4/1		再診　1日2度来院	42
	8̄	後出血処置	470
4/2		再診	42
	8̄	SP	／
4/2		再診	42
	8̄	SP、抜糸	／

ワンポイント アドバイス

1）抜歯または智歯歯肉弁切除等の術後、後出血を起こし簡単に止血（圧迫等による止血）できない場合における後出血処置の費用は、創傷処理「筋肉・臓器に達しないもの（長径5㎝未満）」により算定します。

2）1日2度来院した場合、再診料の算定ができますが、摘要欄にその旨を記載する必要があります。

52. 止血シーネ

- **止血シーネ:680点**

(床副子(簡単)650点+装着料30点)

　出血創の保護と圧迫止血を目的としてレジン等でシーネを作製した場合に算定します。

　作製にあたり印象採得を行った場合は別に40点が算定できます。

※現在では、抗血栓療法を受けている患者に対する観血的歯科治療においては、全身状態へのリスク軽減の観点から抗血栓薬を休薬することなく実施することが推奨されています。

　そのため、効果的かつ確実な局所止血と創面保護が求められており、止血シーネの有用性が見直されています。

・|6̄| C₄ per

4/1		初診	218
	|6̄|	X-Ray(D)	58
		脳梗塞の既往あり、バイアスピリン服用中	/
		単imp	40
4/5		再診	42
		OA＋浸麻	/
	|6̄|	抜歯	260
		サージセル填入	/
		2糸縫合	/
		止血シーネ装着	680
		処方せん	68
4/12	|6̄|	再診	42
		SP、抜糸	/

ワンポイントアドバイス

1) 医科主治医に対して、現在の全身状態や服薬状態・服薬中の抗血栓薬による局所止血への影響等を文書により照会した場合には、診療情報提供料（Ⅰ）の算定が可能です。

53. 同一手術野
①抜歯＋歯根嚢胞(WZ)摘出術

　保険の規定では、同一手術野または同一病巣につき、2つ以上の手術を同時に行った場合の費用は、とくに定められている場合を除いて、主たる手術のみしか請求できません。

　そのため歯根嚢胞（WZ）を有する保存不可能な歯を抜歯し、同時にWZを摘出した場合は、この規定により主たる手術であるWZ摘出術のみの請求となります。

　なお主たる手術とは手術料の高い手術のことをいいます。

- 抜歯手術

    乳歯　　　　130点
    前歯　　　　150点
    臼歯　　　　260点
    難抜歯　　　470点
    埋伏歯　　1,050点

- 歯根嚢胞摘出手術

    歯冠大のもの　　　800点
    拇指頭大のもの　1,350点
    鶏卵大のもの　　2,040点

術式
①術野の消毒
②局所麻酔
③抜歯鉗子または挺子による抜去
④歯科用鋭匙による嚢胞の摘出
⑤縫合

傷病名：5̅ Per(WZ)

4/1		再診	42
	5̅	X-Ray(D)	48
		根端部に歯冠大透過像	/
		歯根端切除は不可能	/
		OA浸麻	/
		抜歯	/
		嚢胞摘出術（歯冠大）	800
		処方せん	68

ワンポイント アドバイス

1) 歯根嚢胞摘出手術において歯冠大とは、当該歯根嚢胞の原因となった歯の歯冠大のものをいいます。
2) 抜歯部位とその旨を摘要欄に記載したほうがよいでしょう。

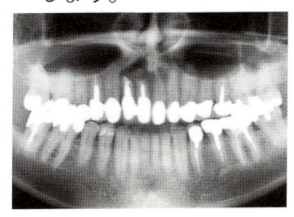

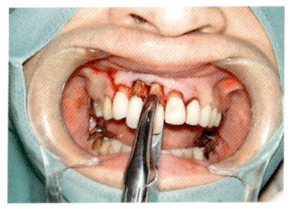

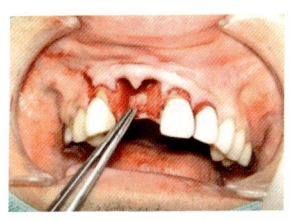

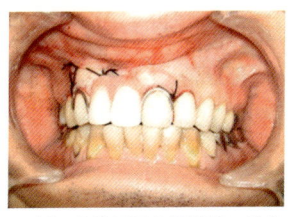

- 抜歯および歯根嚢胞摘出術（1,350点）：粘膜骨膜弁剥離後に抜歯を行い、拇指頭大の嚢胞摘出術を行った。この症例の場合、縫合後は即時義歯を装着し、創の保護と審美性の回復を図った

53. 同一手術野
②歯根嚢胞(WZ)摘出術+歯根端切除術

保険の規定では、同一手術野または同一病巣につき2つ以上の手術を同時に行った場合であっても、特例として認められているものについては、主たる手術に加え、従たる手術の半分の費用を加えて請求できます。

歯科外来で行われる手術のなかでは、歯根嚢胞(WZ)摘出手術＋歯根端切除術と顎骨腫瘍摘出術＋歯根端切除術が認められています。

なお主たる手術とは、この場合でも手術料の高い手術のことをいいます。

- 歯根嚢胞摘出手術
  歯冠大　　　　　　800点
  拇指頭大　　　　1,350点
  鶏卵大のもの　　2,040点
- 顎骨腫瘍摘出術
  長径3cm未満　　　2,820点
  長径3cm以上　　11,160点
- 歯根端切除術　　1,350点

術式
①術野の消毒
②局部麻酔
③粘膜骨膜弁形成
④歯槽骨削去
⑤患歯の歯根端切除
⑥患歯の歯根端と嚢胞の摘出
⑦縫合

外科　処置

傷病名：1| Per（WZ）

4/1		再診	42
	1|	X-Ray(D)	48
		根端部に歯冠大透過像	／
		歯冠歯根長比良好	／
		根充状態良好	／
		OA浸麻	／
		歯根端切除術	1,350
		嚢胞摘出術（歯冠大）	800×1/2
		処方せん	68
4/2		再診	42
	1|	血腫貯留なし	／
		SP	／

ワンポイントアドバイス

1) 歯根端切除術は1歯単位の算定となります。
2) 同時に行った根管充填については別に算定できますが、加圧根充加算の算定はできません。

54. 顎関節症

　顎運動時の関節痛、関節雑音および顎運動異常を主症状とし、顎関節部の腫脹、関節液の貯留、皮膚温上昇など明確な炎症症状を欠く症候群を顎関節症と呼びます。

術式
①顎関節におけるX線撮影、検査
・下顎頭の変形、クローズドロックの確認のため、歯科用パノラマ断層撮影によるX線検査
・リウマチなどの全身疾患を否定するための各種医科検査
②咬合挙上副子：1,530点
　　咬合面を被覆するタイプの副子作製と調整
③マイオモニター：80点
　　マイオモニターを用いた筋機能のリハビリテーション
④開口訓練
　　顎関節の手術後に開口器等を使用した開口訓練

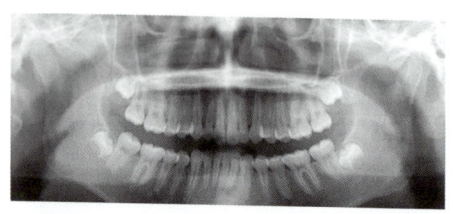

・右側顎関節急性クローズドロック症例のパノラマX線所見：下顎頭に変形はみられなかった。MRI撮影が必要と考えられた

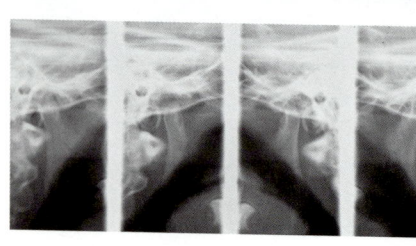

・同症例の顎関節パノラマ所見

外科　処置

傷病名：両側顎関節症

4/1	初診	218
	歯科疾患管理料	110
	開口時痛（＋）開口障害（＋）	／
	X-Ray（パノラマ）	317
	咬合挙上副子印象	40
4/8	再診	42
	咬合挙上副子装着	1,530
	マイオモニター	80
4/15	再診	42
	咬合挙上副子調整	220
	マイオモニター	80

ワンポイント アドバイス

1) 病名には両側（右側、左側）の部位記載が必要です。
2) 咬合挙上副子の調整は月1回に限り220点を算定できます。ただし、装着当日の調整は認められません。
3) マイオモニターは1回につきそのつど算定できます。
4) 開口訓練（165点）は1日につき1回限り算定できます。
5) 顎関節症における咬合挙上副子の作製に係る印象採得40点は算定できますが、咬合採得の算定はできません。
6) 顎関節の形態等、3次元的な精査が必要な場合には、歯科用CT撮影の算定が認められます。

55. 顎関節脱臼非観血的整復術

- 顎関節脱臼非観血的整復術(片側)：410点

顎関節脱臼とは

　なんらかの原因によって、関節が正常な運動範囲を越えて、関節面の正常な相対的関係を失い、下顎頭の転位を起こした状態のことをいいます。

治療

　顎関節脱臼非観血的整復術（410点）による徒手整復を行います。

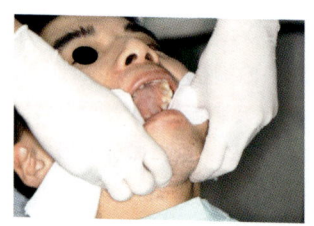

- 両側性の顎関節脱臼に対する非観血的整復術(410×2点)：術者が後方に位置するボルヘルス法で整復術を行った

傷病名：左側顎関節脱臼

4/1	初診	218
	閉口不能	／
	徒手整復（ボルヘルス法）	410

ワンポイントアドバイス

1) 顎関節脱臼非観血的整復術は手術の項目です。
2) 習慣性の脱臼のために観血的手術の適応が考えられ、病院に文書により手術依頼を行った場合には、診療情報提供料（Ⅰ）を算定できます。
3) 両側の顎関節脱臼に対し、非観血的整復術を行った場合は、410×2の算定となります。

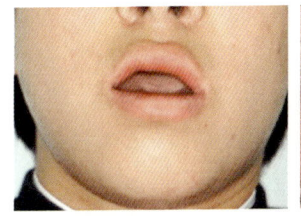

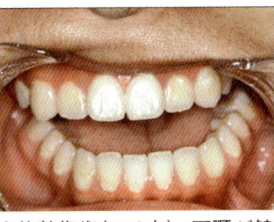

- 右側顎関節脱臼に対する非観血的整復術(410点)：下顎が健側に偏位している。術者が前方に位置するヒポクラテス法で整復を行った

56. 歯の外傷

　外力が作用して歯およびその支持組織に起こった損傷を歯の外傷といいます。そして歯の外傷は破折と脱臼とに分けられます。

歯の破折

　歯が破折した場合、その破折部位により症状や処置方針が異なります。そのためどの部位が破折しているか確認することが、治療方針を決めていくうえで重要となります。

　破折片除去：30点

歯牙脱臼

　歯が脱臼した場合、歯と歯根膜とが完全に離断し歯が脱落した完全脱臼と、一部が離断した不完全脱臼とに分けられます。

術式
①診査：視診、触診、打診、電気歯髄診など
②X線検査：デンタル撮影など
③処置：抜髄処置、暫間固定処置、歯冠修復処置など
④手術：歯牙再植術、歯根端切除術、抜歯など
⑤投薬：鎮痛剤の処方など
⑥経過観察

外科　処置

傷病名： 1| 不完全脱臼

4/1		初診	218
		打撲により歯牙動揺	／
	1|	X-Ray(D)	48
		歯根膜空隙拡大	／
	321|12	暫間固定（ワイヤー＋レジン）	530
		装着材料（スーパーボンド）	16×5

ワンポイント アドバイス

1) 外傷性による歯の脱臼をスーパーボンド等で暫間固定した場合は、「暫間固定（困難なもの）500点」の算定となります。
2) 暫間固定にワイヤーを併用した場合は、装置として認められ、530点の算定となり、使用した接着性レジンの材料料も固定に用いた歯数分算定できます。

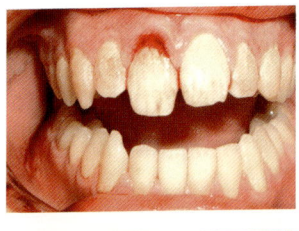

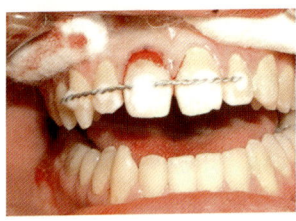

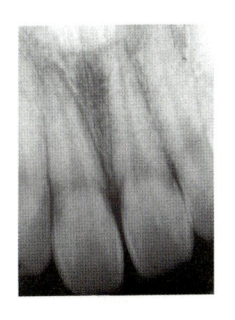

■ 歯の不完全脱臼：整復後の歯の固定にはワイヤーと接着性のレジンを利用した（530＋16×5点）

57. 歯の再植術

- **歯の再植術：1,300点**

歯の完全脱臼の場合に行われる手術です。再植術には同時または後日に抜髄や根管充填および暫間固定処置が併せて行われます。必要に応じて行われた各々の費用は、別に請求することが認められています。

術式
①脱落した歯の洗浄と保存液への浸漬
②脱落した歯の抜髄と根管充填
③脱落部の歯槽の異物除去と洗浄
④歯槽への歯の挿入
⑤歯の固定
⑥術後の処置と経過観察
⑦固定装置の除去

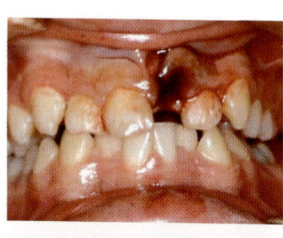

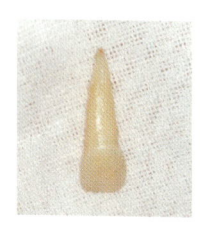

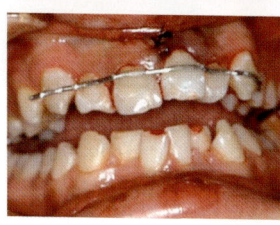

- 歯の完全脱臼：抜髄と根管充填を行って再植した。歯はワイヤーとレジンを用いて固定した
（220+68+1,300+530+16×6点）

外科　処置

傷病名：<u>1</u>｜完全脱臼

4/1		初診	218
	<u>1</u>｜	打撲により歯牙脱落	／
		抜髄即充	296
		OA浸麻	／
		歯の再植術	1,300
	<u>21</u>｜<u>1</u>	暫間固定（ワイヤー＋レジン）	530
		装着材料（スーパーボンド）	16×3
		処方せん	68

ワンポイント アドバイス

1）外傷性の歯の脱臼に対して再植術を行った場合に算定できます。
2）再植術と併せて、同時に行った抜髄および根管充填の費用が算定できますが、加圧根充加算の算定はできません。
3）幼若永久歯の脱臼に対して後日、歯内療法を実施した場合には、歯内療法に係る費用を別に算定できます。

58. 歯の移植術

保険の規定では、保存不能で抜歯した歯の抜歯窩に、同一患者から抜歯と同時に抜去した埋伏歯または智歯を移植した場合に限り、算定できます。なお、その際に行った抜髄および根管充填の費用も算定できます。

さらに移植のために提供される歯の抜歯は同一手術野ではないため、埋伏歯抜歯など実態に応じた抜歯の手術料の請求も認められています。

術式
① 手術野の消毒
② 局所麻酔
③ 移植のために提供される歯の脱臼
④ 保存不能の歯の抜歯
⑤ 移植床の形成
⑥ 移植のために提供される歯の抜歯
⑦ 移植のために提供された歯の植入
⑧ 移植された歯の固定
⑨ 感染予防
⑩ 経過観察

▪ 保存不可能な6̄を抜歯し、半埋伏している8̄を移植した（歯根未完成歯）
（260+1,300点）

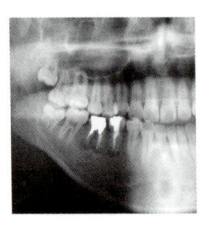

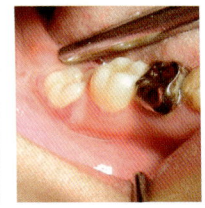

傷病名：|7 Per、|8 被移植歯

4/1		再診	42
		X-Ray（パノラマ）	317
		OA伝麻	42＋6
	|7	抜歯	／
	|8	埋伏歯抜歯	1,050
		埋伏歯抜歯加算	100
	|8	抜髄即充	698
		|8を|7部に自家移植	1,300
	|567	暫間固定（ワイヤー＋レジン）	530
		装着材料（スーパーボンド）	16×3
		処方せん	68

ワンポイント アドバイス

1) 保存不能歯の抜歯の点数は、歯移植術の所定点数に含まれ、別に算定できません（同一手術野）。
2) 移植のために提供される智歯の抜歯の算定は、その実態に応じての算定となります。

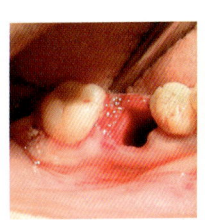

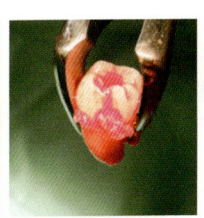

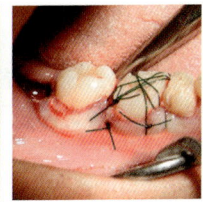

59. 骨折

骨折とは外力が加わったことにより、正常な骨の連続性が離断された状態をいいます。

骨折は軟組織の損傷の有無により単純骨折と複雑骨折に、骨折後の時間経過により新鮮骨折と陳旧骨折など、さまざまに分類されています。歯科外来で顎骨骨折の治療を行う頻度はかなり少ないものの、骨折の診断と緊急性の判断は大切です。また歯の外傷に伴う歯槽骨骨折の治療を行う頻度は少なくないといえます。

- 歯槽骨骨折非観血的整復術
  1～2歯　680点
  3歯以上　1,300点
- 歯槽骨骨折観血的整復術
  1歯または2歯　1,300点
  3歯以上　　　　2,700点
- 線副子　1顎につき　　650点 ｝＋装着料30点
- 床副子　簡単なもの　　650点
  　　　　困難なもの　1,500点

術式
①緊急度の判断：意識の有無、気道の確保、出血など
②骨折の診断：神経障害、運動障害、咬合変位など
③骨折部位の確認：圧痛点、X線検査など
④整復
⑤固定
⑥感染防止
⑦栄養補給

傷病名：左側下顎骨関節突起頸部骨折

4/1	初診	218
	転倒によりオトガイ打撲	／
	開口時痛あり	／
	咬合偏位あり	／
	X-Ray（パノラマ）	317
	骨折線あり	／
	診療情報提供料（Ⅰ）	250

ワンポイントアドバイス

1）オトガイ部を打撲した場合、下顎骨関節突起頸部に介達骨折をきたす場合があります。咬合偏位や開口時痛の訴えがある場合は、Ｘ線による画像診断が有用です。

2）病院等の二次医療機関に文書を添えて患者の紹介を行った場合には、診療情報提供料（Ⅰ）が算定できます。その際には摘要欄に文書提供を行った日の記載が必要となります。

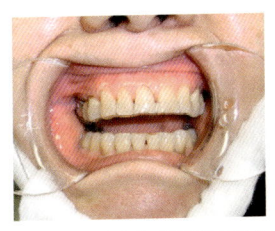

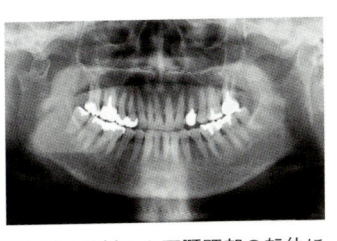

・右側関節突起頸部骨折（介達骨折）：骨折した下顎頭部の転位により、咬合不全の状態であった

60. 創傷処理

　創傷処理とは、切・刺・割創または挫創に対して切除、結紮または縫合を行う場合の第1回目の治療のことをいいます。
　創傷が数箇所あり、これを個々に縫合する場合は、近接した創傷についてはそれらの長さを合計して1つの創傷として取り扱います。

- 筋肉・臓器に達するもの　　小児（6歳未満）

  （5cm未満）1,250点　　（2.5cm未満）　　1,250点
  　　　　　　　　　　　　（2.5～5cm未満）1,400点
  （5～10cm）1,680点　　（5～10cm）　　　1,850点
  （10cm以上）2,000点　　（10cm以上）　　 2,860点

- 筋肉・臓器に達しないもの　小児（6歳未満）

  （5cm未満）　470点　　（2.5cm未満）　　　450点
  　　　　　　　　　　　（2.5～5cm未満）　 500点
  （5～10cm）　850点　　（5～10cm）　　　　950点
  （10cm以上）1,320点　　（10cm以上）　　 1,450点

術式
①術野の消毒
②局所麻酔
③汚染組織の切除（デブリードマン※）
④必要に応じて真皮縫合
⑤粘膜および表皮縫合

※デブリードマンとは、洗浄で除去できなかった異物、感染組織、壊死組織、あるいは将来壊死する可能性の高い組織を切除し、良好な創の修復を促すための一連の操作をいう

外科　処置

傷病名：上顎前歯部挫傷

4/1	初診	218
	挫創部より出血	／
	OA浸麻	／
	創傷処理	470
	縫合	／
	処方せん	68

ワンポイント アドバイス

1) 汚染された挫創に対してデブリードマンを行った場合は、100点を加算できます。
2) 顔面、頸部等の露出部にあっては、真皮縫合を伴う縫合閉鎖を行った場合に、460点を加算できます。

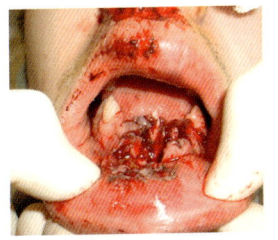

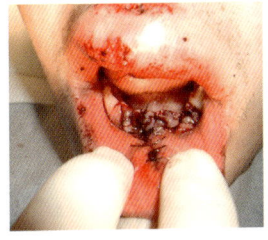

- 筋肉、臓器に達する創傷処理（5cm未満）（1,250+100点）

61. 歯槽骨整形術

- **歯槽骨整形術：110点**

　歯槽骨整形術とは、歯槽骨の鋭縁や骨隆起を除去して平滑にし、歯槽堤の形態を整え、補綴物の装着に支障のないようにする手術のことをいいます。

　保険の規定では1歯に相当する範囲を単位として費用の請求が認められています。たとえば下顎の両側犬歯にわたる部分に歯槽骨整形手術を行った場合は110×6で660点の請求となります。

　ただし抜歯と同時に行った場合は抜歯手術の費用に含まれ、別に算定できません。

術式
①術野の消毒
②局所麻酔
③粘膜骨膜弁形成
④骨バー、骨ヤスリ等による歯槽骨の削去
⑤縫合

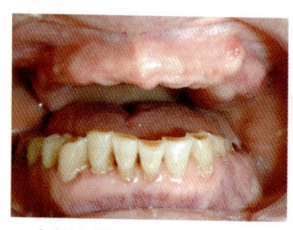

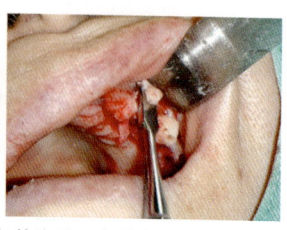

- 左側上顎臼歯部の歯槽骨鋭縁：抜歯後の歯槽骨鋭縁に対して歯槽骨整形術を行った（110×4点）

傷病名：|4〜7部　歯槽骨吸収不全

4/1		再診	42
		X-Ray(D)	48
		OA浸麻	／
	|4〜7部	粘膜骨膜弁形成	／
		歯槽骨鋭縁部削去	110×4
		縫合	／
		処方せん	68

ワンポイント アドバイス

1）感染根管処置を行うにあたり、根管側壁、髄室側壁または髄床底に穿孔がある場合に、当該穿孔の封鎖を歯肉の剥離を行って実施した場合はこの項目の所定点数を準用して算定します。
2）上記の場合、封鎖に使用した材料料の算定ができます。

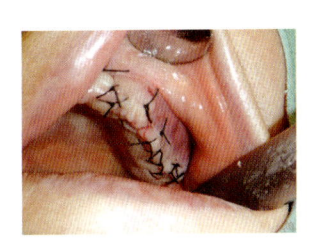

62. 口腔内・外消炎手術

炎症により形成された膿瘍を切開し排膿させる、または、歯肉弁を切除することにより消炎を図る手術です。

口腔内消炎手術
- 智歯周囲炎の歯肉弁切除等　120点
- 歯肉膿瘍等　180点
- 骨膜下膿瘍・口蓋膿瘍等　230点
- 口腔底膿瘍　700点
- 顎炎または顎骨骨髄炎等
  1/3顎未満の範囲のもの　　750点
  1/3顎以上の範囲のもの　2,600点
  全顎にわたるもの　　　　5,700点

口腔外消炎手術
- 骨膜下膿瘍、皮下膿瘍、蜂窩織炎等
  2cm未満　　　　　　　　180点
  2cm以上　5cm未満　300点
  5cm以上　　　　　　　　750点
- 顎炎または顎骨骨髄炎
  1/3顎以上の範囲のもの　2,600点
  全顎にわたるもの　　　　5,700点

歯科ドレーン法50点(1日につき)
- 蜂窩織炎や膿瘍形成等、術後に滲出液、血液等の貯留が予想される患者に対して、持続的な吸引を行った場合に算定します。(外科後処置との併算定はできません)
- ドレーン抜去後に抜去部位の処置が必要な場合は、創傷処置45点の算定ができます。

外科　処置

傷病名： 6̄| Per, GA

4/1		初診	218
	6̄|	腫脹(＋)自発痛(＋)波動触知	／
		X-Ray(D)×1	48
		OA浸麻	／
		切開	180
		処方せん	68
4/2		再診	42
	6̄|	SP	／
4/7		再診	42
	6̄|	炎症症状(－)	／

ワンポイント アドバイス

1) 歯周疾患に起因する膿瘍切開と同日での歯周組織検査は認められません。
2) 同一歯において、同日に2ヵ所以上の切開(頬側と舌側等)を行っても1回の算定となります。

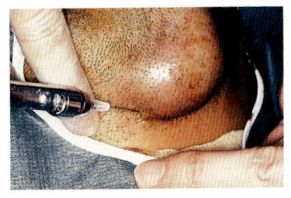

- 皮下膿瘍。局所麻酔
- 切開、排膿 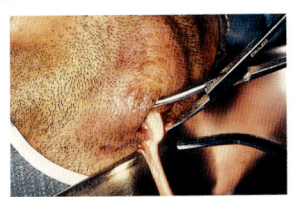
- ドレーン留置

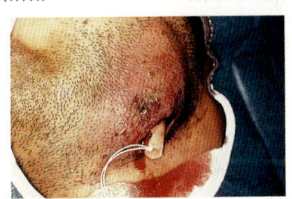

63. 上顎洞口腔瘻閉鎖術

　抜歯後または腫瘍摘出後、抜歯窩または腫瘍摘出腔を介して口腔と上顎洞とが交通した場合に閉鎖するための手術をいいます。

- 簡単なもの
    150点（新鮮創の場合）
- 困難なもの
    1,000点（減張切開を要する場合）
- 著しく困難なもの
    5,800点（粘膜弁移動術または粘膜弁移植術等により閉鎖した場合）
- 上顎洞洗浄　55点（片顎）
    歯科疾患を原因として発生した上顎洞の炎症等に対して、必要があって洗浄を行った場合に算定できます。

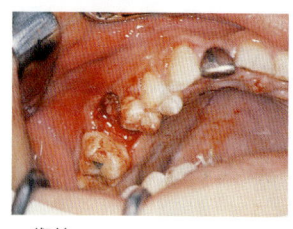

- 術前
- flap形成

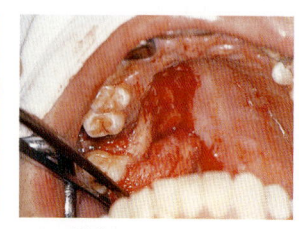

傷病名： 8| Perico→上顎洞穿孔

4/1		再診	42
		X-Ray(パノラマ)	317
		OA浸麻	/
	8|	抜歯	260
		抜歯窩底部にて上顎洞穿孔、排膿(−) 歯肉翻転し3糸縫合し完全閉創	/
		上顎洞口腔瘻閉鎖術	150
		処方せん	68
4/2		再診	42
	8|	SP 鼻出血(−)	/
4/8		再診	42
	8|	SP 抜糸　創異常なし	/

ワンポイント アドバイス

1) 床副子作製のために印象採得した場合は、簡単なもの40点を算定。
2) 床副子装着時　650点＋30点
3) 8| Perico病名のみでパノラマX線を算定する場合、その必要性を摘要欄に記載することが望ましいです。

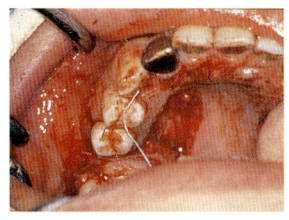

- flap縫合

64. エプーリス

　エプーリスとは、器械的刺激・慢性炎症・女性ホルモン等の内分泌異常等が誘因となり、歯肉に限局して生じる良性の腫瘤のことをいいます。

　エプーリスに対する処置は外科的切除ですが、発生基部を取り残すと再発することが多く、また、悪性腫瘍でも類似の形態をとることがあるので鑑別上注意が必要です。

エプーリス切除術
- 軟組織に限局するもの　　600点
- 硬組織におよぶもの　　1,300点

術式
①局所麻酔
②エプーリス切除
③創面の圧迫止血・保護のため、パックまたはシーネ装着

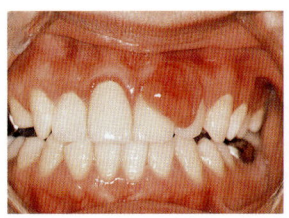

- 妊娠性エプーリス
- 線維性エプーリス

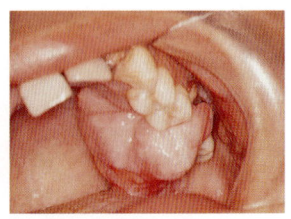

外科　処置

傷病名：6̄5̄ エプーリス

4/1	初診	218
	6̄5̄ 6̄5̄歯間部に弾性やや硬の有茎性腫瘤	/
	X-Ray（パノラマ）	317
	X-Ray（D）×1	38
	X-P上、顎骨には異常なし	/
4/5	再診	42
	OA浸麻	/
	6̄5̄ エプーリス切除術（軟組織限局）	600
	サージカルパック	/
	処方せん	68
4/6	再診	42
	6̄5̄ SP　出血（-）　疼痛（-）	/
4/12	再診	42
	6̄5̄ SP　創異常なし	/

ワンポイント アドバイス

1）切除創は縫合できないため、創面保護と圧迫止血を目的としてレジン等でシーネを作製した場合、印象40点・床副子650点・装着料30点を算定できます。

65. 補綴関連手術

義歯作製にあたり、義歯の安定を阻害する浮動歯肉や、障害となる骨隆起を除去する手術のことをいいます。

浮動歯肉切除術
- 1/3顎程度　　400点
- 1/2顎程度　　800点
- 全顎　　　　1,600点

下顎隆起形成術
- 1,700点（両側同時に行った場合は50/100に相当する点数を加算）

口蓋隆起形成術
- 2,040点

術式
【浮動歯肉切除術】（症例）
①局所麻酔　②切除　③縫合
【下顎（口蓋）隆起形成術】
①局所麻酔　②粘膜骨膜弁剥離　③骨隆起削除
④縫合

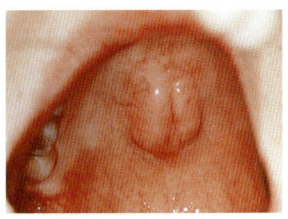

- 口蓋隆起。術前
- 術中

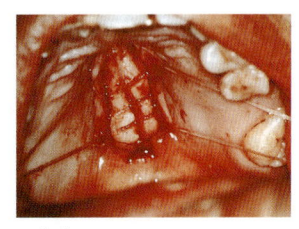

外科　処置

傷病名：2̲+̲2̲ フラビーガム

4/1		再診	42
	2̲+̲2̲	歯槽部に線維性の浮動歯肉を認め、このため義歯が安定していない	/
		OA浸麻	/
	2̲+̲2̲	浮動歯肉切除術	400
		5糸縫合	/
		処方せん	68
4/2		再診	42
	2̲+̲2̲	SP　出血(－)	/
4/8		再診	42
	2̲+̲2̲	SP　抜糸　創異常なし	/

ワンポイント アドバイス

1）出血創の保護と圧迫止血を目的としてレジン等でシーネを作製した場合、印象40点・床副子650点・装着料30点を算定できます。

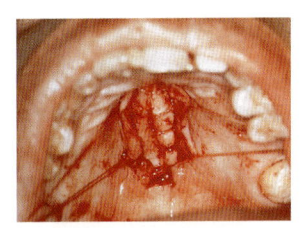

- 術中
- 術後

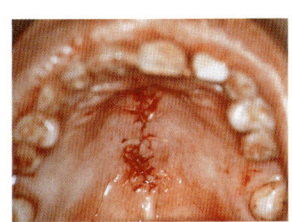

66. 唾石症

　唾石症とは、唾液腺または導管内に唾液中の石灰分が沈殿して生じた結石を唾石とよび、結石の存在によって生じる種々の疾患を総称して唾石症といいます。

　顎下腺に一番多く、耳下腺・舌下腺の順に少なくなります。また、摂食時に唾液の流れが妨げられ唾液腺が腫脹し、疼痛が発現することがあります（唾仙痛）。唾石が存在しても無症状で経過することもあり、歯科パノラマX線写真等で偶然発見されることがあります。

唾石摘出
- 表在性のもの（導管開口部付近に位置する）640点
- 深在性のもの（腺体付近の導管等に位置する）3,770点
- 腺体内に存在するもの　7,200点

顎下腺摘出術
- 9,670点

術式（顎下腺導管内唾石の場合）
①局所麻酔
②口底部切開、導管露出
③唾石より導管の後方部（腺体側）を絹糸にて結紮
④導管切開
⑤唾石摘出
⑥創部縫合

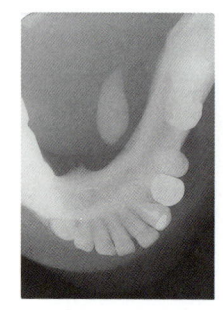

- 左顎下腺導管内唾石

傷病名：左顎下腺導管内唾石

4/1	初診	218
	摂食時に左顎下部に疼痛	/
	触診にて左口底部に硬結を認める	/
	X-P（咬合型）×1	59
	診断：左顎下腺導管内唾石	/
4/5	再診	42
	OA浸麻	/
	唾石摘出術	640
	4糸縫合	/
	処方せん	68
4/6	再診	42
	SP　出血（－）　創哆開（－）	/
4/12	再診	42
	SP　抜糸　創異常なし	/

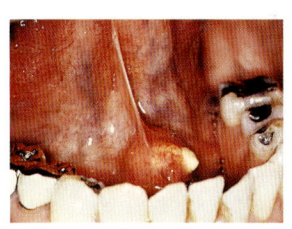

- 左顎下腺導管内唾石（別症例）
- 摘出した唾石

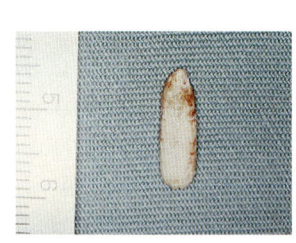

67. 異物除去術

口腔内軟組織の異物（人工物）または顎骨内異物（挿入物を含む）を必要があって除去する手術をいいます。

口腔内軟組織異物除去術
- 簡単なもの　　　　　　　　30点
- 困難なもの
  イ）浅在性のもの　　680点
  （非観血的あるいは簡単な切開で除去できるもの）
  ロ）深在性のもの　　1,290点
  （組織の剥離を必要とするもの）
- 著しく困難なもの　　4,400点
  （異物の位置が確定できず、深部に存在し、大きく深い切開を必要とするもの）

顎骨内異物除去術
- 簡単なもの
  （骨折、顎形成術等における顎骨の固定等に用いた金属線またはスクリューの除去）
  イ）手術範囲が顎骨の1/2未満　　850点
  ロ）手術範囲が全顎　　　　　　1,680点
- 困難なもの
  （骨折、顎形成術等における顎骨の固定等に用いた骨体固定金属板の撤去）
  イ）手術範囲が顎骨の2/3未満　　2,900点
  ロ）手術範囲が全顎　　　　　　4,180点

傷病名：右下顎骨骨折 術後

4/1		初診	218
		半年前に行った下顎骨骨折観血的整復術の際に用いたチタンプレートの除去を計画	／
		X-Ray(パノラマ)	317
		X-P上骨折線はほぼ消失しており、次回プレート除去術施行予定	
4/8		再診	42
	3|2|	OA浸麻	／
		粘膜剥離	／
		チタンプレート、ビス除去	2,900
		縫合	／
4/15		再診	42
		SP　抜糸	／
		創異常なし	／

ワンポイント アドバイス

1) 口腔内軟組織に刺入した魚骨を除去した場合の費用は、基本診療料に含まれ別に算定できません。
2) 歯のハセツ片除去に伴い必要があって局所麻酔を行った場合には、浸麻の算定は可能です。
3) 自院での治療に基づかない根管外に突出または顎骨内に存在する異物を骨の開さくを行って除去した場合は、歯根端切除手術の所定点数(1,350点)を準用して算定します。なお、歯根端切除手術と同時に行った場合には、歯根端切除手術の所定点数に含まれ別に算定できません。

68. インプラント摘出術

　他の医療機関において埋入されたインプラントが、インプラント周囲炎等で摘出が必要になった場合に行います。

歯科インプラント摘出術
- 人工歯根タイプ　　　　　460点
- ブレードタイプ　　　　1,250点
- 骨膜下インプラント　1,700点
  ＊必要があって骨の開さくを行った場合は、所定点数の50/100に相当する点数を加算します。

顎骨インプラント摘出術
　顎骨インプラントとは、腫瘍摘出後等による顎骨欠損に対して埋植した人工骨および人工骨頭等の欠損補綴用人工材料をいいます。
- 1/2顎未満の範囲のもの　　2,040点
- それ以上のもの　　　　　　6,270点

術式
①局所麻酔
②粘膜剥離
③インプラント摘出
④縫合
⑤2日目以降：消毒、抜糸

傷病名: 6̄ インプラント周囲炎

4/1		再診	42
	6̄	X-Ray(パノラマ)	317
		インプラント周囲は骨吸収が著しく、予後不良	/
	6̄	OA浸麻	/
		インプラント摘出術(人工歯根タイプ)	460
		3糸縫合	/
		処方せん	68
4/2		再診	42
	6̄	SP 出血(－) 疼痛(－)	/
4/8		再診	42
	6̄	SP 抜糸 創異常なし	/

ワンポイントアドバイス

1) 自院で埋入したインプラントを予後不良等で摘出した場合は、所定点数を算定できませんので、ご注意ください。
2) パノラマX-Pを算定する場合には、摘要欄にその必要性を記載するほうが望ましいです。

69. 小帯形成術

　小帯の付着位置の異常により、歯列不整・構音障害・義歯の安定を妨げる等の障害がある場合に、該当する小帯の形成・切離移動・開窓術を行う手術をいいます。

頬、口唇、舌小帯形成術
- 560点

術式
①局所麻酔
②小帯形成術
③縫合

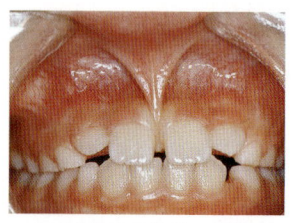

- 上唇小帯付着異常。術前
- 術中。V-Y法 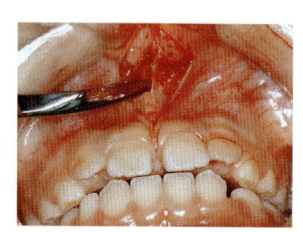
- 術後

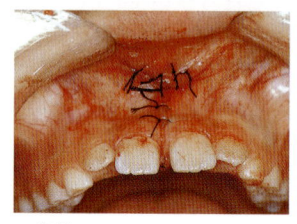

外科 処置

傷病名：上唇小帯付着異常

4/1		再診	42
		<u>1|1</u> 正中離開を主訴に来院。上唇小帯が <u>1|1</u> 間に付着しており正中離開の原因と考えられる	/
	<u>1|1</u>	OA浸麻	/
		上唇小帯切離移動術	560
		3糸縫合	/
		処方せん	68
4/2		再診	42
	<u>1|1</u>	SP　出血（－）　創哆開（－）	/
4/8		再診	42
	<u>1|1</u>	SP　抜糸　創異常なし	/

ワンポイントアドバイス

1）複数の小帯に対して行った場合は、主たる手術の所定点数のみの算定となります。ただし、日を異にして行った場合は算定可能です。
2）口腔前庭拡張術と同時に行った小帯形成術の費用は、口腔前庭拡張術の所定点数に含まれ、別に算定はできません。

70. 骨移植術

　垂直性骨欠損や顎骨嚢胞・腫瘍摘出後の骨欠損部に自家骨または人工骨を移植し、骨欠損部の再生を図ることをいいます。

自家骨移植
- 簡単なもの（口腔内採取）　　　1,780点
- 困難なもの（口腔外採取）　　14,030点
- 同種骨移植（生体）　　　　　16,730点
- 同種骨移植（非生体）　　　　14,770点
- 人工骨（骨代用物質等）挿入（1歯につき）
　　110点＋人工骨材料料

術式
①局所麻酔
②FOpまたは顎嚢胞（腫瘍）摘出
③骨移植術
④縫合

ワンポイントアドバイス

1）人工骨挿入は1歯単位での算定です。
　　人工骨挿入110点×歯数＋人工骨材料料で算定します。
2）同一手術野(病巣)における複数手術については、主たる手術の所定点数＋従たる手術の所定点数の50/100に相当する点数にて算定します。
3）骨片採取の手技料は、骨移植術の所定点数に含まれ、別に算定できません。

外科 **処置**

傷病名：1| Per WZ

4/1		初診	218
	1|	X-Ray(D)×1	48
		X-P上1|根尖部に歯冠大の透過像を認め、次回歯根端切除・WZ摘出術予定	/
4/5		再診	42
	1|	OA浸麻	/
		歯根端切除術	1,350
		WZ摘出術（50/100）	400
		WZ摘出腔内に人工骨挿入	/
		人工骨挿入	110
		ボーンジェクト1g	610
		6糸縫合	/
		処方せん	68
4/2		再診	42
	1|	SP 出血（−）疼痛（−）創哆開（−）	/
4/8		再診	42
	1|	SP 抜糸 創異常なし	/

4）移植術は、採取した骨片を複数箇所に移植した場合でも、1回の算定となります。

71. 腐骨除去手術

　抜歯後または顎骨骨髄炎において、腐骨が形成された場合に行う除去手術をいいます。
　抜歯後感染や顎骨骨髄炎において骨膜および骨髄が炎症により侵されると、骨細胞の壊死が起こり、腐骨が形成されます。
　炎症の進行が停止すると、この腐骨周囲の生存骨髄、骨膜等により肉芽牙組織が増生し、破骨細胞等の作用で腐骨は生存骨部より分離してきます（腐骨分離期）。
　この時期は、X線写真上でも分離した腐骨を確認することができ、手術の適応が考えられます。

- 歯槽部に限局するもの　600点
- 顎骨に及ぶもの（片顎の1/3未満）　1,300点
　　　　　　　　（片顎の1/3以上）　3,420点
注）2歯までの範囲であれば、顎骨に及ぶものであっても600点の算定となります。

術式
①局所麻酔
②粘膜剥離
③腐骨除去
④掻爬・洗浄後、縫合
⑤2日目以降：消毒、抜糸

傷病名：7̅6̅ 腐骨

4/1		再診	42
	7̅6̅	以前抜歯したところがたまに腫れて膿が出る	/
		X-Ray(パノラマ)	317
		X-P上7̅6̅部に不整形の不透過像	/
		OA浸麻	/
	7̅6̅	腐骨除去手術	600
		掻爬　洗浄後　4糸縫合	/
		処方せん	68
4/2		再診	42
	7̅6̅	SP　出血(−)	/
4/8		再診	42
	7̅6̅	SP　抜糸　創異常なし	/

ワンポイント アドバイス

1）ビスホスホネート製剤(BP剤)の副作用として顎骨壊死、顎骨骨髄炎の発現が報告されており、その多くが抜歯等の口腔内外科処置に関連して発症しているため、当該薬剤を服用している患者に対しては、十分な注意が必要です。

72. 局所麻酔

歯科処置を行ううえで、疼痛を伴うあるいは疼痛が予想される処置等を行う際に、局所麻酔を行った場合に算定します。ただし、所定点数が120点以上の処置、とくに規定する処置、歯冠形成の所定点数には、浸潤麻酔の費用が含まれ、別に算定できません。

- 浸潤麻酔　　　　　30点
- 伝達麻酔（下顎孔または眼窩下孔）　42点

【浸潤麻酔の算定ができる項目】
- う蝕処置
- 歯冠補綴物の除去
- ダツリ再装着
- 歯冠補綴物装着時
- 歯冠形成と日を異にする印象時
- 抜歯中止時
- 歯破折片除去時
- 麻酔を含むと規定されていない120点未満の処置

【浸潤麻酔の算定ができない項目】
- 歯周基本治療（スケーリング、SRP・PCur）
- 充形・修形
- 歯冠形成
- 手術
- その他120点以上の処置

外科 処置

傷病名: $\frac{1}{6}$ C、$\overline{6}$ Pul

4/1		初診	218
	$\overline{6}$	X-Ray(D)×1	48
		X-P上　カリエスは深いが歯髄には到達していないもよう	/
		OA浸麻 Ct	30+6
	$\overline{6}$	う蝕処置	18
		間接歯髄保護処置	30
4/7		再診	42
	$\overline{6}$	OA浸麻	/
		KP(O)、歯面処理	60
		光CR充填	102+11
		OA浸麻	/
	$\underline{1}$	充形(M)、歯面処理	126
		光CR充填	152+28
4/30		再診	42
	$\overline{6}$	X-Ray(D)×1	48
		OA伝麻（下顎孔）	42+6
		抜髄	588

ワンポイントアドバイス

1) 浸潤麻酔が含まれる処置等を行った場合でも、必要があって伝達麻酔を行った場合には算定できます。

2) 口腔領域において、保険請求が認められる伝達麻酔は、下顎孔および眼窩下孔伝達麻酔のみであり、簡単な伝達麻酔（上顎結節・オトガイ孔・大口蓋孔等）は浸潤麻酔の扱いになります。

73. 精神鎮静法

精神鎮静法とは

　歯科治療中における不安・緊張を取り除き、ストレスからくる循環器系の過度の影響を抑え、場合によっては健忘効果を期待して、歯科治療を安全・円滑に行うために行う患者管理方法です。

吸入鎮静法：70点（30分を超えた場合は、30分またはその端数を増すごとに10点を加算）

　鼻マスクを用い、笑気ガス＋酸素を吸入させ鎮静効果を得る方法です。ゲーデル分類の麻酔深度第１期において歯科手術等を行った場合に算定。疼痛閾値は上昇しますが、完全無痛にはならないため局所麻酔は必要です。

静脈内鎮静法：120点

　末梢の血管を確保し、マイナートランキライザーまたは静脈麻酔薬を静脈内投与し鎮静効果を得る方法です。

　吸入鎮静法と比較して、鎮静効果が確実、比較的深い鎮静状態が得られる、健忘効果が期待できる、静脈路が確保されているため緊急時の薬剤投与が可能等の長所があげられますが、鎮静深度の調節性に乏しい、投与量や速度により意識を消失することがある、鎮静状態からの回復に時間がかかる、静脈穿刺時に疼痛がある等の短所も存在します。

　また、使用する薬剤のほとんどは鎮痛効果を有しないため局所麻酔は必要です。

外科　処置

傷病名：6̄|C₂ 、6̄|Per

4/1		初診	218
	6̄|	X-Ray(D) × 1	48
		吸入鎮静法(25分)	70
		笑気(30%)75L	63
		酸素　175L	51
		OA浸麻	／
		充形(MO)、歯面処理	126
		光CR充填(複)	152+28
		治療終了後、待合室にて20分経過観察。気分不快、歩行のふらつき等認められないため帰宅許可	／
4/5		再診	42
	6̄|	X-Ray(D) × 1	48
		X線上でPerおよびカリエスが分岐部に及んでおり、歯根ハセツを認め予後不良。本人に説明し、抜歯の必要性について納得されるも、通法下での処置には不安があり、鎮静法下での処置を希望される。静脈内鎮静法の説明を行い、抜歯当日、術前6時間前より禁固形物摂取、2時間前より禁飲水の指示	／

（p.183へ続く）

疾患・処置&保険請求

術式（静脈内鎮静法）
①翼状針にて静脈確保
②静脈鎮静剤または静脈麻酔薬投与
③鎮静度判定
④局所麻酔
⑤歯科処置
⑥必要により鎮静剤または静脈麻酔薬の追加投与
⑦歯科処置終了後、必要により拮抗剤投与
⑧意識"清明"確認
⑨翼状針抜去
⑩帰宅許可判定

ワンポイント アドバイス

1）吸入鎮静法と静脈内鎮静法との併算定はできません。
2）静脈確保の際、エラスター針等の静脈内留置針を使用した場合は10点を算定（エラスター針適応症参照）。
3）吸入鎮静下に血管確保を行った場合は、吸入鎮静法の点数は算定できませんが、使用した薬剤（笑気＋酸素）の点数は算定できます。
4）静脈内鎮静中に必要があって酸素吸入を行った場合は、「酸素吸入」65点＋使用酸素量の点数を算定できます。
5）バイタルサインの変動を見る目的で、モニタリング下において静脈内鎮静法を実施した場合には、
- 経皮的動脈血酸素飽和度測定　30点
- 非観血的連続血圧測定　100点の算定ができます。

（非観血的連続血圧測定の算定には、測定機器の制約あり）

4/12		再診	42
		翼状針にて静脈確保	/
		静脈内鎮静法	120
		生食水100mL ドルミカム4㎎	25
		経皮的動脈血酸素飽和度測定	30
	同	OA浸麻	/
		難抜歯（頰側歯槽骨一部削除、根肥大）	470
		2糸縫合	/
		処方せん	68
		術後、チェアー上にて1時間安静 意識混濁、不快感、歩行のふらつき等ないことを確認し帰宅許可	/
4/13		再診	42
	同	SP（イソジン）　出血（−） 疼痛（−）	/
4/19		再診	42
	同	SP（イソジン）、抜糸、 抜歯創異常なし	/

（笑気薬価：4.5円/g、酸素購入価格：2.25円/Lにて計算）

74. 広範囲顎骨支持型装置埋入手術
　（1顎一連につき）

1回法による手術：14,500点
2回法による手術：1次手術　11,500点
　　　　　　　　　2次手術　4,500点
＊2/3顎以上の範囲にわたる場合は所定点数に4,000点を加算
＊当該手術の保険医療材料は別途算定

当該手術は、従来のブリッジや有床義歯(顎堤形成後の有床義歯を含む)では咀嚼機能の回復が困難な患者に対して実施した場合に算定できます。

〈広範囲顎骨支持型補綴診断料〉
1,800点(1口腔につき)
　当該手術および広範囲顎骨支持型補綴を行うにあたって、病名・症状・治療内容・治癒部位・使用する材料等について患者に説明を行った場合に算定します。

「算定要件」
イ　腫瘍、顎骨骨髄炎、外傷等により、広範囲な顎骨欠損又は歯槽骨欠損症例(歯周疾患および加齢による歯槽骨吸収は除く。)若しくはこれらが骨移植等により再建された症例であること。なお、欠損範囲については、上顎にあっては、連続した1/3顎程度以上の顎骨欠損症例若しくは上顎洞又は鼻腔への交通が認められる顎骨欠損症例であり、下顎にあっては、連続した1/3顎程度以上の歯槽骨欠損

(歯周疾患および加齢による歯槽骨吸収は除く)又は下顎区域切除以上の顎骨欠損であること。

ロ　医科の保険医療機関(医科歯科併設の保険医療機関にあっては医科診療科)の主治の医師の診断に基づく外胚葉異形成症等の先天性疾患で、連続した1/3顎程度以上の多数歯欠損又は顎堤形成不全であること。

[施設基準]
(1)歯科又は歯科口腔外科を標榜している保険医療機関であること。
(2)当該診療科に係る５年以上の経験および当該療養に係る３年以上の経験を有する常勤の歯科医師が２名以上配置されていること。
(3)病院であること。
(4)当直体制が整備されていること。
(5)医療機器保守管理及び医薬品に係る安全確保のための体制が整備されていること。

ワンポイントアドバイス

1) 当該手術に係る補綴以外の欠損補綴の診断を同時に行った場合の補綴時診断料は、広範囲顎骨支持型補綴診断料に含まれ、別に算定できません。

＊手術後の補綴については、「広範囲顎骨支持型補綴」の項を参照（p.236参照）

＊ブリッジの考え方＊

　保険診療でのブリッジに関しては、設計の制限があります。指数で算出したブリッジの抵抗力によってブリッジの設計を判定します。その基本を紹介します。

【ブリッジの抵抗性の判定に用いる指数】

指数(上顎)	2	1	5	4	4	6	6	4
歯種	**1**	**2**	**3**	**4**	**5**	**6**	**7**	**8**
指数(下顎)	1	1	5	4	4	6	6	4

　ブリッジの適否を判定するのに各支台歯とポンティックとの間に以下のような関係が成立します。

ブリッジの抵抗力(r)＝R－(F＋F・S)

　R＝支台歯の抵抗、F＝ポンティックの疲労
　F・S＝補足疲労

　補足疲労とは
①弧状になっている前歯部を含む2歯以上の連続するポンティックの補足疲労
　支台歯から1歯目＝1・支台歯から2歯目＝2
②延長ポンティックの補足疲労はポンティックの指数の1/2

欠損補綴　処置

ブリッジ設計の原則

1）指数は健全で十分な咬合負担を有する場合です。
2）rが0以上ないと認められません。…判定条件a
3）ブリッジの中間に設定されている孤立した支台歯の抵抗は指数を1/2として計算します。
4）連続した欠損歯は2歯までとします。ただし、中側切歯は4歯まで認められます。
5）第3大臼歯は歯軸に傾きがなく歯周組織が健全で骨植堅固な場合に限り、支台歯になります。
6）支台歯の骨植状態・歯冠長・歯根長・対合歯との関係等に疑問が残る場合は、歯科医師の裁量にて、必要に応じ支台歯を加えることは差し支えありません。
7）支台歯の負担能力は両側のバランスを考慮して設計します。すなわち、欠損の一側の支台歯のRの総計が、隣接するポンティック部のF及びF・Sの総計の1/3以上であること。ただし、遊離端ブリッジ（延長ブリッジ）については適用しません。…判定条件b
8）延長ブリッジは原則として認められません。ただし、第2大臼歯が欠損している場合にのみ咬合状態および支台歯の骨植状態を考慮して半歯程度のダミーは認められます。また、隣接歯の処置状況等からやむなく延長ブリッジを行う場合、側切歯および小臼歯1歯のみ適用が認められています。
9）延長ブリッジの場合はR・Fの関係に関わらず、回転力を軽減させるため支台歯は2歯以上とします。

＊事前承認によるブリッジ＊

　次のような場合、事前に地方厚生（支）局長に資料を提出し、その適否の判断を仰いでください。

①補管を算定した日から起算して1年を経過した日以降2年を経過する日までの間に、歯の破折等によりやむをえず隣在歯を抜歯し補管を算定中の歯を支台歯としてブリッジを作製する場合
　→理由書および模型の提出

②矯正、先天性欠如あるいは小臼歯の舌側転位等の理由で、第1小臼歯、第2小臼歯、第1大臼歯の3歯欠損であるが、間隙は2歯分となるブリッジ作製の場合
　→理由書、模型およびX線フィルムまたはその複製の提出

③咬合緊密のため、有床義歯が装着不可能な症例や有床義歯では目的が達せられないか、あるいは嚥下、吸引などの事故を起こす恐れがきわめて大であり、ブリッジで修復する以外に方法がない場合
　→理由書および模型の提出

提出する資料の算定点数
添付フィルム：標準28点
　　　　　　　パントモ 193点

欠損補綴　処置

記載について
①保険適用判定のためのX線フィルムの診療報酬明細の請求は全体の「その他」欄で行います。
②保険適用を事前承認されたブリッジを請求するときは、その旨「摘要欄」に「事前届出済」と記載し、「承認番号」も記載します。

ワンポイントアドバイス

平成24年改定より、歯式上では２歯欠損、実態１歯欠損の間隙は事前承認が不要となりました。

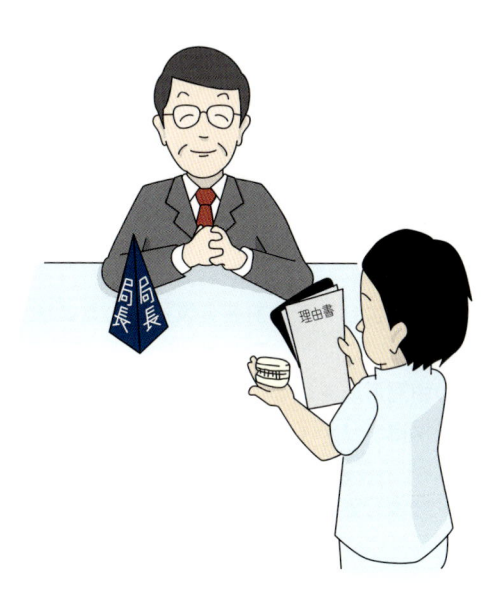

■少数歯欠損
75. 前歯欠損ブリッジ

　欠損補綴にはブリッジと義歯がありますが、少数歯欠損症例においてはブリッジが多く用いられます。前歯の1歯欠損の症例ですが、審美性や維持力等を考慮してレジン前装金属冠支台によるブリッジの設計としたものです。なお、支台歯が生活歯の場合には3/4冠の適用も積極的に考慮すべきでしょう。

　ブリッジの設計については、「ブリッジについての考え方2007（日本歯科医学会）」に基づき、保険適応に応じた設計を行うことが必要となります。なお、歯周疾患に罹患している場合は、歯周疾患の基本治療を行って症状の改善を確認してから補綴を行うことが望ましいです。

術式
1日目
支台歯となる歯のX線診断を行い、スタディモデルを製作
2日目：
①補綴時診断によりレジン前装金属冠によるブリッジを設計
②支台歯の歯冠形成を行い、平行性を確認してから印象および咬合採得、リテイナーを仮着
3日目
ブリッジを試適し適合性を確認、リテイナーを仮着
4日目
完成したブリッジを装着、クラウン・ブリッジ維持管理料の文書を提供

欠損補綴　処置

傷病名： ②1|① 欠損、2|1 C₃処置歯

4/1		初診	218
	2|1	X-Ray(D)	48
4/8		再診	42
		補綴時診断料（補診）	100
	2|1	失PZ（前装鋳造冠）	636×2
	②1|①	平行測定	50
		ブリッジ連合印象（寒天＋アルギン酸）	280
		咬合採得（BT）	70
		リテイナー	100
		仮着セメント料	4×2
4/15		再診	42
	②1|①	ワンピースブリッジ試適	40
		リテイナー仮着セメント料	4×2
4/22		再診	42
	②1|①	12%Pdレジン前装金属冠	1,504×2
		12%Pdレジン前装金属ポンティック	1,436
		ワンピースブリッジ装着料	150
		接着性セメント料	16×2
		クラウン・ブリッジ維持管理料	330

ワンポイント アドバイス

1) 補綴時診断料は着手した時点で算定します。
2) 試適料算定は前歯部に係るブリッジに限られます。
3) ブリッジにおいてはTEKの算定はできません。

■少数歯欠損
76. 臼歯欠損ブリッジ

　臼歯部の中間型の少数歯欠損に対しては、有床義歯による違和感や抵抗感から患者が固定式のブリッジによる補綴を希望することが多く、また義歯に比べ咀嚼能力も高いため、臨床上よく用いられます。
　しかし、その設計は支台歯への咬合力の負担を十分考慮したうえで行うことが重要となります。患者の口腔内の状態によっては、支台歯の本数を増やす必要もあるでしょう。
　臼歯部にはレジン前装金属冠が適用されないので、審美性の考慮が必要な場合は、4/5冠による補綴も必要となります。また、生活歯をブリッジの支台歯とする場合には、切削量の削減を考慮して4/5冠を適用することも必要でしょう。

術式
1日目
①大臼歯1歯欠損の症例において、補綴時診断により、FMCと4/5冠によるブリッジを設計
②浸潤麻酔下において 7| 不適合FMCの除去およびう蝕処置と間接覆髄を行う
③支台歯の歯冠形成を行い、平行性を確認してから印象および咬合採得、リテイナーを仮着
2日目：完成したブリッジを口腔内で試適、咬合調整後に仮着して経過観察
3日目：咬合状態等に問題がないことを確認してブリッジを装着、クラウン・ブリッジ維持管理料の文書を提供

欠損補綴　処置

傷病名： ⑦6⑤| 欠損、7|C

4/1		初診	218
		補綴時診断料（補診）	100
	7|	FMC除去	32
		軟化象牙質の除去・間接歯髄保護処置	/
	75|	生PZ（FMC・4/5冠）	306×2
	⑦6⑤|	平行測定	50
		ブリッジ連合印象	280
		咬合採得（BT）	70
		リテイナー	100
		仮着セメント料	4×2
4/10		再診	42
	⑦6⑤|	ワンピースブリッジ仮着	40
		仮着セメント料	4×2
4/17		再診	42
	⑦6⑤|	12%Pd FMC（7|）	824
		12%Pd 4/5冠（5|）	521
		12%Pd鋳造ポンティック	860
		ワンピースブリッジ装着料	150
		接着性セメント料	16×2
		クラウン・ブリッジ維持管理料	330

ワンポイント アドバイス

1）修復物等の除去と歯冠形成料は別に算定できます。
2）歯冠形成時のう蝕処置および歯髄保護処置は算定できません。
3）大臼歯部への4/5冠の適用は生活歯をブリッジの支台歯として用いる場合に限られます。
4）う蝕のない支台歯のC病名の記載は必要ありません。

■少数歯欠損
77. 延長ブリッジ

　欠損部位の両側に支台歯を設計するのがブリッジの基本ですが、片側のみで支えるカンチレバー式の延長ブリッジというのもあります。健康保険では原則として認められない延長ブリッジですが、部位と状況によっては適応とされます。

　第2大臼歯欠損で咬合状態および支台歯の骨植状態を考慮して、半歯程度のポンティックで行う場合です。

　また、側切歯および小臼歯1歯欠損で、隣接歯がすでに自費の補綴物やブリッジの支台歯となっていて使用できない場合などにも適応となります。

　ほかに大臼歯を分割抜歯している場合で、やはり隣接歯がそのような場合にも適応となりますが、どれも支台歯の負担能力が十分になるように設計には十分注意してください。

術式

1日目
①対合歯との咬合関係等を考慮し延長ブリッジを設計
②歯質欠損の大きい第1大臼歯にメタルコアによる支台築造

2日目：第2小臼歯の補綴物を除去して、両支台歯の歯冠形成を行い、平行性を確認してから印象および咬合採得、リテイナーを仮着

3日目：咬合調整後ブリッジを装着、クラウン・ブリッジ維持管理料の文書を提供

欠損補綴　処置

傷病名：7⑥⑤|欠損、6 5|C₃処置歯

4/1		初診	218
	6|	X-Ray(D)	48
		支台築造印象	22
4/8		再診	42
		補綴時診断料（補診）	100
	6|	メタルコア装着	237
	5|	FMC除去	32
	65|	失PZ(FMC)	166×2
	6|	メタルコア加算	30
	7⑥⑤|	平行測定	50
		ブリッジ連合印象	280
		咬合採得（BT）	70
		リテイナー	100
		仮着セメント料	4×2
4/15		再診	42
	7⑥⑤|	12%Pd FMC(5|)	719
		12%Pd FMC(6|)	824
		12%Pd鋳造ポンティック(7|)(小)	755
		ワンピースブリッジ装着料	150
		接着性セメント料	16×2
		クラウン・ブリッジ維持管理料	330

ワンポイントアドバイス

1）第２大臼歯の延長ポンティックは小臼歯で請求します。
2）支台歯は２歯以上必要です。

■少数歯欠損
78. インレーブリッジ

　ブリッジにおいて支台装置にインレーを用いる方法です。

　生活歯等においてう蝕がほとんどなく、歯質切削量を最小限に留めたい場合などに適応されます。

1）すべての支台装置をインレーとする場合、クラウン・ブリッジ維持管理料の対象にはなりません。

2）一部のみにインレーを使用する場合、クラウン・ブリッジ維持管理料の対象となります。

　クラウン・ブリッジ維持管理料を算定すると、装着した日から2年以内の当該補綴物に係る新たな歯冠補綴物やブリッジの製作に関連する費用は算定できなくなります。充填を行った場合の費用や、脱離した場合の再装着料も算定できません。

術式

1日目

①第1大臼歯の1歯欠損で隣接歯が軽度のう蝕のため、両支台歯をインレーとするブリッジを設計

②浸麻下で支台歯の歯冠形成（窩洞形成）を行い、平行性を確認してから印象および咬合採得、窩洞をシール材にて仮封

2日目

口腔内で試適、咬合調整後ブリッジを装着

		欠損補綴	処置

傷病名: ⑦6⑤|欠損(MT)、7 5|C

4/1		初診	218
		補綴物診断料（補診）	100
	75|	OA浸麻2％キシロカインct.1.8mℓ	/
		窩洞形成（KP）	86×2
	⑦6⑤|	平行測定	50
		ブリッジ連合印象	280
		咬合採得（BT）	70
		窩洞の仮封	/
4/15		再診	42
	⑦6⑤|	12％Pd インレー（5|）(OD)	455
		12％Pd インレー（7|）(OM)	518
		12％Pd 鋳造ポンティック（6|）	860
		ワンピースブリッジ装着料	150
		接着性セメント料	16×2

ワンポイント アドバイス

1）インレーブリッジ以外に、乳歯に対する歯冠修復、または訪問診療を行った場合、歯科診療特別対応加算（50/100加算）を算定した場合はクラウン・ブリッジ維持管理料の対象となりません。
2）歯冠形成時の浸麻は算定できません。なお、伝麻を行った場合は別に算定できます。
3）インレーブリッジでも平行測定やリテイナーは行えば算定できます。

■少数歯欠損
79. 金属裏装ポンティックブリッジ

金属裏装ポンティックを使用したブリッジ

　前歯および小臼歯欠損のブリッジには、人工歯を使用した金属裏装ポンティックを使用することもできます。支台歯の形成や印象等その他の保険請求に関しては、通常の鋳造ポンティック使用のブリッジと同様となります。ポンティック形状に関してどちらを選択するかの制限はありませんので、症例に応じて選択し請求してください。

術式
①第1小臼歯1歯欠損の症例において、補綴時診断により犬歯のレジン前装金属冠と第2小臼歯FMCによるブリッジを設計。審美性の観点からポンティックは硬質レジン人工歯を使用した金属裏装タイプとする。
②支台歯の根管治療、支台築造等は前月までに終了している。
③それぞれの支台歯の歯冠形成を行い、平行性を確認してから印象及び咬合採得、リテーナーを仮着。
④完成したブリッジを口腔内で試適、ポンティック適合に問題がないことを確認して、咬合調整、研磨仕上げ後に装着。クラウン・ブリッジ維持管理の文書提供実施。

欠損補綴　処置

傷病名：⑤4③欠損、3|Per、5|C₃処置歯

4/2	再診		42
		歯科疾患管理料	110
		補綴時診断料（補診）	100
	3|	失PZ（レジン前装金属冠）	636
		失活歯メタルコア加算	30
	5|	失PZ（FMC）	166
	⑤4③	平行測定	50
		ブリッジ連合印象	280
		咬合採得（BT）	70
		リテイナー	100
		仮着セメント料	4×2
4/12	再診		42
	⑤4③	12%Pd レジン前装金属冠	1,504
		12%Pd FMC	719
		12%Pd金属裏装ポンティック	972
		硬質レジン人工歯	39
		ワンピースブリッジ装着料	150
		接着性セメント料	16×2
		クラウン・ブリッジ維持管理料	330

ワンポイント アドバイス

1）人工歯はいずれの種類も使用できますが、算定を忘れずにしてください。
2）大臼歯の金属裏装ポンティックはありません。
3）金属に14Kも使用できますが、前歯欠損に限られます。

■少数歯欠損
80. 1歯相当分間隙のあるブリッジ

　欠損ではなく、歯列不正により1歯相当分の間隙があってブリッジによる補綴が必要とされる場合、保険請求は可能です。

　間隙の部位については制限はありませんが、そのポンティックの指数（「ブリッジについての考え方2007」より）については、実態の歯種に応じたものとしてください。

　また、ポンティックの形態は両隣接支台歯のうち近似したいずれかを模して製作し、その形態に応じて請求してください。

　また、あらかじめ事前承認を届け出る必要はありません。

術式
1日目
①犬歯と第1小臼歯の間に1歯相当分の間隙を確認、ブリッジによる欠損補綴を計画
②スタディモデル上でブリッジの診断を行い、ポンティックは犬歯を模して、レジン前装金属ポンティックにて設計
2日目
浸潤麻酔下にて支台歯の歯冠形成（PZ）、平行測定後、印象および咬合採得、リテイナーの仮着
3日目
試適、咬合調整後ブリッジを装着、クラウン・ブリッジ維持管理料の文書を提供

| | 欠損補綴 | 処置 |

傷病名： ④△③ 欠損（MT）

4/1		初診	218
		スタディモデル	／
4/8		再診	42
		補綴時診断料（補診）	100
		浸麻（OA＋2％オーラ注Ct.）	／
	③┘	生PZ（3/4冠）	796
	④┘	生PZ（4/5冠）	306
	④△③	平行測定	50
		ブリッジ連合印象	280
		咬合採得（BT）	70
		リテイナー	100
		仮着セメント料	4×2
4/18		再診	42
	④△③	12％Pd 3/4冠（③┘）	581
		12％Pd 4/5冠（④┘）	521
		12％Pdレジン前装金属ポンティック	1,436
		ワンピースブリッジ装着料	150
		接着性セメント料	16×2
		クラウン・ブリッジ維持管理料	330

ワンポイント アドバイス

1）傷病名の歯式は間隙を△で記載してください。
2）この場合ポンティックは犬歯を模したので、指数F は犬歯の「5」となります。
3）間隙が半歯程度の場合には補綴隙とします。

■少数歯欠損
81. 犬歯1歯欠損における特例のブリッジ

犬歯1歯欠損で中切歯が使用できない場合のブリッジ

　犬歯1歯欠損においてはブリッジ設計の考え方より中切歯を支台歯に含めることが条件となりますが、中切歯がすでに他のブリッジの支台歯として使用されている場合や、自費の補綴物が装着されているなどの理由により除去して支台歯として使用できない場合があります。その際には特例として中切歯を使用せずに、第2小臼歯を使用してブリッジを作製することが認められています。

術式
①犬歯1歯欠損の症例においてブリッジ作製を予定するが、同側の中切歯に自費のメタルボンド冠が装着されているために除去することができない。そのため、特例を利用して、第2小臼歯の支台歯を追加した3本支台のブリッジとする。
②それぞれの支台歯の歯冠形成を行い、平行性を確認してから印象及び咬合採得、リテイナーを仮着。
③完成したブリッジを口腔内で試適、ポンティック適合に問題がないことを確認して、咬合調整、研磨仕上げ後に装着。クラウン・ブリッジ維持管理の文書提供実施。

欠損補綴　処置

傷病名：⑤④3②欠損、５４｜C₃処置歯

4/2	再診	42
	歯科疾患管理料	110
	補綴時診断料（補診）	100
２｜	浸麻（OA＋2％キシロカイン）	
	生PZ（レジン前装金属冠）	796
５｜	FMC除去	32
５４	失PZ（FMC）	166×2
⑤④3②	平行測定	50
	ブリッジ連合印象	280
	咬合採得（BT）	70
	リテイナー	100
	仮着セメント料	4×2
4/12	再診	42
⑤④3②	12％Pd レジン前装金属冠	1,504
	12％Pd FMC	719×2
	12％Pdレジン前装金属ポンティック	1,436
	ワンピースブリッジ装着料	150
	接着性セメント料	16×2
	クラウン・ブリッジ維持管理料	330

ワンポイント アドバイス

1）特例ブリッジの請求においては、レセプトの「摘要欄」に中切歯が支台歯として使用できない状態を必ず記載してください。（例：「メタルボンド冠装着済み」「ブリッジ支台として使用中」）
2）第２小臼歯を含めない、支台歯が２本のみの設計は認められません。
3）地方厚生局への事前承認は必要ありません。

■少数歯欠損
82. 歯根分割(抜歯)ブリッジ

　大臼歯を歯根分割または分割抜歯したあとにブリッジを入れる場合です。

　下顎大臼歯を歯根分割した場合、近心根と遠心根の2根が独立して残存していますが、単独冠で歯冠修復する場合と違って、ブリッジの支台歯として使用する場合は分割していない通常の大臼歯1歯として取り扱います。根管治療から支台築造、歯冠形成、歯冠修復物まですべて大臼歯1歯として請求してください。

　上顎の場合は歯根分割して保存することは認められません。

　分割抜歯して近心または遠心根(上顎は口蓋根も含む)のみ残存している場合は、小臼歯として扱います。欠損部位も小臼歯として扱ってください。なお、上顎の口蓋根を分割抜歯した場合は大臼歯として修復します。

術式
1日目
①歯根分割抜歯後の抜歯部位にブリッジを装着することを診断
②根管処置済みの、残った第1大臼歯遠心根の支台築造を行う
2日目
補綴時診断を行い、支台歯の歯冠形成(PZ)、平行測定後、印象および咬合採得、リテイナーの仮着
3日目
試適、咬合調整後ブリッジを装着。クラウン・ブリッジ維持管理料の文書を提供

欠損補綴　処置

傷病名：⑥6⑤欠損、6̄ Per、5̄ C

4/1		再診	42
	6̄	支台築造印象	22
4/8		再診	42
	6̄	メタルコア装着	188
		補綴時診断料（補診）	100
		浸麻（OA＋2％オーラ注Ct.）	／
	5̄	生PZ	306
	6̄	失PZ＋メタルコア加算	166+30
	⑥6⑤	平行測定	50
		ブリッジ連合印象	280
		咬合採得（BT）	70
		リテイナー	100
		仮着セメント料	4×2
4/18		再診	42
	⑥6⑤	12％Pd FMC	719×2
		12％Pd鋳造ポンティック	755
		ワンピースブリッジ装着料	150
		接着性セメント料	16×2
		クラウン・ブリッジ維持管理料	330

ワンポイント アドバイス

1）ブリッジの指数は残った歯根のRは2、欠損部位のFは4として計算してください。
2）分割のみの場合は大臼歯として扱うので、RもFも6のままですが、実態を考慮して減じてください。
3）上顎大臼歯の1根のみの支台歯は認められません。

疾患・処置&保険請求

■少数歯欠損
83. 接着ブリッジ（前歯部）

接着ブリッジ（前歯1歯欠損）

　平成20年4月の保険改定より新規導入されたブリッジです。1歯欠損症例において、接着ブリッジ支台歯を生活歯に用いる場合においてのみ請求できます。

　接着ブリッジとは、従来のブリッジと構造は同様ですが、支台歯のうち少なくとも1歯の切削をエナメル質にとどめ、咬合力に対する抵抗形態、脱離力に対する維持形態を付与し、接着性レジンを用いて支台歯に支台装置を装着するものです。歯質の切削量を軽減し侵襲性を少なくする利点があり、未処置歯でう蝕のない生活歯をブリッジの支台歯として使用する場合に有効な治療法となります。

　なお、接着ブリッジ支台歯に対する冠（接着冠）に係る歯冠形成は、金属冠の歯冠形成に加算点数（490点）を加えた点数（796点）で算定し、金属歯冠修復および材料料は前歯部は3/4冠、臼歯部は4/5冠に準じて請求します。

術式

1日目
①前歯1歯欠損で両隣在歯がう蝕のない生活歯のため、接着性ブリッジでの補綴が有効と診断
②エナメル質に限局した支台歯の歯冠形成
③平行測定、印象および咬合採得、リテイナーの仮着
2日目
接着性セメントを用いてブリッジを装着、クラウン・ブリッジ維持管理の文書提供

欠損補綴　処置

傷病名：②1│① 欠損

4/2		再診	42
	2│1	生PZ（接着冠）	796×2
	②1│①	平行測定	50
		ブリッジ連合印象	280
		咬合採得（BT）	70
		リテイナー	100
		仮着セメント料	4×2
4/10		再診	42
	②1│①	12%Pd接着冠（2│1）	581×2
		12%Pdレジン前装金属ポンティック	1,436
		ワンピースブリッジ装着料	150
		接着性セメント料	16×2
		クラウン・ブリッジ維持管理料	330

ワンポイント アドバイス

1）接着性ブリッジにおいても平行測定を行えば請求できます。
2）失活歯への接着ブリッジ支台歯は認められません。
3）う蝕のない支台歯への「C」病名記載は不要です。
4）欠損（MT）病名のみでの歯科疾患管理料の算定は不可です。
5）レセプトの「歯冠修復および欠損補綴」の「その他」欄に、接着冠による支台歯の部位および『接着冠』と記載してください。なお、当該ブリッジが１つで傷病名から接着冠の部位が特定できる場合は、記載を省略してもかまいません。

■少数歯欠損
84. 接着ブリッジ(臼歯部)

接着ブリッジ(臼歯1歯欠損)

　平成24年4月の保険改定より接着ブリッジの適応範囲が臼歯部にも拡大されました。前歯部と同様、1歯欠損症例において、少なくとも1歯の支台歯を接着ブリッジ支台歯とする場合にのみ請求できます。

ブリッジにおける歯冠形成料

		3/4冠	レジン前装金属冠	4/5冠	FMC	接着冠
前歯	生PZ	796点	796点	/	/	796点
前歯	失PZ	636点	636点	/	/	/
小臼歯	生PZ	/	/	306点	306点	796点
小臼歯	失PZ	/	/	166点	166点	/
大臼歯	生PZ	/	/	306点	306点	796点
大臼歯	失PZ	/	/	/	166点	/

術式
①第1大臼歯1歯欠損で第2大臼歯がう蝕のない生活歯のため、接着性ブリッジでの補綴が適応と診断
②第2小臼歯は失活歯のため通常の4/5冠、第2大臼歯は接着冠にて歯冠形成
③平行測定、印象および咬合採得、リテイナーの仮着
④接着性セメントを用いてブリッジを装着、クラウン・ブリッジ維持管理の文書提供

欠損補綴　処置

傷病名：⑦6⑤ 欠損、5| C₃処置歯

4/2	再診		42
		歯科疾患管理料	110
		補綴時診断料	100
	5|	失PZ（4/5冠）	166
	7|	生PZ（接着冠）	796
	⑦6⑤	平行測定	50
		ブリッジ連合印象	280
		咬合採得（BT）	70
		リテイナー	100
		仮着セメント料	4×2
4/10	再診		42
	⑦6⑤	12%Pd4/5冠（5|）	521
		12%Pd接着冠（7|）	604
		12%Pd鋳造ポンティック	860
		ワンピースブリッジ装着料	150
		接着性セメント料	16×2
		クラウン・ブリッジ維持管理料	330

ワンポイント アドバイス

1）接着ブリッジは1歯欠損症例のみ適応となりますが、支台歯の数には制限はありません。
2）失活歯への接着ブリッジ支台歯は認められません。

■少数歯欠損
85. ブリッジ脱離(再装着)

　ブリッジが脱離した際に、う蝕や歯の破折等がなく適合性が良好で、処置を行えば再装着が可能な場合に行われる処置です。

　う蝕がある場合には軟化象牙質の除去を十分に行い、必要に応じて間接歯髄保護処置をしてから再装着してください。また、根管治療が必要な場合には、感染根管処置等を行ってから再装着することも可能です。

　なお、自院にてブリッジを製作し、装着後2年以内で補管中の場合には、再装着料の請求はできませんが、セメント料やう蝕処置等の請求はできます。

　また、適応外ブリッジ(ブリッジの考え方に示された設計に合致しない)の再装着は保険給付されませんが、平成4年3月まで認められていたブリッジの再装着は保険給付されます。

術式
① ブリッジの脱離で患者来院
② X線検査により 5| の再根充の必要性を確認
③ 7| については軽度のう蝕を認める
④ 加圧根管充填を行い、X線検査にて緊密な充填を確認
⑤ 軟化象牙質の除去
⑥ 接着性セメントにてブリッジを再装着

欠損補綴 処置

傷病名：⑦6⑤|ブリッジ脱離、|7| C、|5| C₃慢化Per

4/1		初診	218
	|5|	X-Ray(D)	48
		EMR検査	45
		根管充填	90
		加圧根充加算	152
		X-Ray(D)(確認)	38
	|7|	う蝕処置	18
	⑦6⑤|	ブリッジ再装着料	150
		接着性セメント料	16×2

ワンポイント アドバイス

1) ブリッジ再装着料と支台歯修復物の再装着料の重複請求はできません。
2) 1日で根充を行う場合には即日感染根管充填（感根即充）ではなく、根管充填のみの請求となります。
3) 補管中の再装着を行った場合には、レセプトの摘要欄にブリッジの部位と再装着日を記載してください。

疾患・処置&保険請求

■少数歯欠損
86. ブリッジ破損(ポンティック修理)

　ブリッジのレジン前装金属冠もしくはポンティックが破損した場合に補修を行って再使用する処置です。

　レジン前装金属冠またはレジン前装金属ポンティックのレジン前装部分が破損した場合と、臼歯部金属ポンティックまたは金属裏装ポンティックのレジン部が破損した場合があります。

　レジン前装金属冠またはレジン前装金属ポンティックの破損に対して光CR充填により修理を行った場合は、窩洞形成と光CR充填＋材料料（それぞれ単純なもの）にて請求します。

　金属ポンティックまたは金属裏装ポンティックの破損に対して即時重合レジン等で修理を行った場合は、歯冠継続歯の修理に準じて請求します。

術式

1日目
①前歯部ブリッジのレジン前装金属ポンティックの前装レジンが破損
②口腔内にて破損部の窩洞形成を行い、光CR充填にて修理

2日目
①臼歯部のブリッジが脱離、金属ポンティックのレジン部が破損
②口腔外でポンティックを即時重合レジンによって修理
③う蝕を除去してからブリッジを再装着

欠損補綴　処置

傷病名：②1|① ブリッジ破損、⑦⑥⑤|ブリッジ
　　　　　破損、脱離、7 5| C

4/1		初診	218
	②1|①	前装部補修形成（1|）	60
		光CR充填（単純）	102+11
4/14		再診	42
	⑦⑥⑤|	ポンティック修理	70
		う蝕処置	18×2
		ブリッジ再装着	150
		接着性セメント料	16×2

ワンポイント アドバイス

1）ブリッジ補管中は修理の算定はできません。
2）印象採得を行った場合は、簡単なもの40点で請求できます。
3）修理に人工歯を使用した場合は請求できます。
4）修理と再装着を同時に行った場合は、それぞれ請求できます。

■少数歯欠損
87. 少数歯欠損有床義歯

欠損歯数が少ない場合の有床義歯作製のケースです。

処置上の注意

欠損の歯数、部位、鉤歯、顎堤等の状態によって義歯の設計を考える必要があります。

術式

1日目
①スタディモデル診査；
咬合状態、顎堤の状態を確認。欠損歯数、欠損部位により鉤歯の決定、維持装置の種類、大連結子の使用を検討
②診断

2日目
①鉤歯調整
②連合印象；
通法どおり、寒天＋アルジネート印象を行う

3日目：咬合採得

4日目：義歯試適；
咬合状態や選択した人工歯と残存歯の調和がとれているか確認

5日目
①義歯装着
②義歯調整；
咬合調整、クラスプの調整、義歯床の調整を行う

欠損補綴 / 処置

傷病名: 7〜4|4〜7 欠損

4/1		再診	42
		アルジネート印象(スタディモデル作製)	/
4/6		再診	42
	3|3	鉤歯調整	40
	7〜4|4〜7	連合印象(寒天+アルジネート)	228
		補診	100
4/13		再診	42
	7〜4|4〜7	咬合採得(8歯)	55
4/20		再診	42
	7〜4|4〜7	仮床試適	40
4/27		再診	42
	7〜4|4〜7	義歯装着	753
		人工歯(レジン歯)	26
	3|3	線鉤(二腕鉤レスト付)	149×2
		義管A(新義歯調整・指導)	150

ワンポイント アドバイス

1) 保険診療では欠損歯数により1〜8歯を少数歯欠損、9歯〜14歯を多数歯欠損としています。
2) 咬合状態などによりいくつもの設計が考えられる場合があります。
3) 咬合状態により必要がある場合は、顎運動関連検査(ChB、GoA等)を行います。
4) 歯科疾患管理料を算定する場合は、欠損病名のみでは算定ができないため、注意が必要です。

■少数歯欠損
88. 即時義歯

抜歯と同時に義歯を装着するものを即時義歯といいます。

処置上の注意
- 模型上で抜歯後の状態を想定して義歯を作製します。装着後、抜歯創の治癒に伴い調整が必要になります。
- 義歯製作に伴う請求は抜歯後の歯数で行います。
- 抜歯創治癒後に義歯床を調整します。

術式
1日目
スタディモデル診査；咬合状態、粘膜の状態等を確認し、抜歯後装着する義歯の設計

2日目：鉤歯調整
①印象採得
②咬合採得；
パラフィンワックスで咬合採得。欠損の状態によっては咬合床を使用する場合も
③模型調整；
模型上で抜歯予定の歯を除去。抜歯窩上を義歯が被覆するので、リリーフする
④義歯製作

3、4日目
①抜歯；通法どおり抜歯して、止血
②義歯装着・義歯調整；
口腔内で義歯を調整。抜歯窩を圧迫していないかを確認。(このときにティッシュコンディショナーを使用しても算定はできません)

翌月：有床義歯内面適合法（義歯修理で算定）

| | | 欠損補綴 | 処 置 |

傷病名：<u>３２１｜１２３</u> P→欠損（義歯）

4/1		初診	218
	<u>7┴7</u> <u>7┬7</u>	スタディモデル	／
4/2		再診	42
		補診	100
	<u>74｜47</u>	鉤歯調整	40
	<u>3┴3</u>	連合印象（寒天+アルジネート）	228
		咬合採得	55
4/9		再診	42
	<u>321｜123</u>	抜歯	150×6
		義歯装着	753
	<u>321｜123</u>	人工歯（レジン前歯）	25
	<u>74｜47</u>	線鉤（二腕鉤レスト付）	149×4
		新製有床義歯管理料（義管A）	150
4/10		再診	42
	<u>321｜123</u>	有床義歯調整管理料（義調）	30
5/15		再診	42
	<u>321｜123</u>	有床義歯内面適合法 （義歯修理６ヵ月以内）	142
		有床義歯管理料（義管B）	70

ワンポイント アドバイス

1) 即時義歯は暫間義歯ではありません。
2) 即時義歯の試適の算定は認められていません。
3) 即時義歯の印象、咬合採得は最終的な欠損歯数で算定します。
4) 即時義歯の早期のリベースは修理で算定し、６ヵ月以内の場合は50/100となります（p.232を参照）。

■少数歯欠損
89. 残根上義歯(残根削合、コーピング)

　全身疾患による抜歯禁忌や、歯冠歯根比等の問題で残存歯に根面被覆や残根削合を行い、義歯を製作する場合があります。

処置上の注意
　残根上義歯は義歯が残根を覆うので、残存歯の清掃状態に注意が必要です。残根の部分の顎堤は歯槽骨が吸収していないので、考慮して設計します。義歯の請求は装着した義歯の歯数で行います。

術式
1日目
根面形成（コーピング）、連合印象；
ポストが短いと脱離の原因となるので注意する。必要があれば、旧義歯に増歯を行う
2日目
①根面板装着
②補診；患者に製作する義歯の説明
③連合印象（義歯）；通法どおり印象採得を行う
3日目
咬合採得；中心位の咬合採得
4日目
仮床試適；
仮床を試適するときに、根面被覆する部分の床縁の位置を確認
5日目
①義歯装着
②義歯調整

欠損補綴　処置

傷病名: 7┼7欠損（義歯）、|3 4 C₃処置歯

日付	部位	処置	点数
4/1		再診	42
	|3 4	KP	60×2
		印象採得	62×2
4/8		再診	42
	|3 4	根面板装着（Pd）	276×2
		接着性セメント	16×2
		装着料	45×2
	7┼7	補診	100
		連合印象（寒天＋アルジネート）	228
4/15		再診	42
	7┼7	咬合採得	280
4/19		再診	42
	7┼7	試適	190
4/26		再診	42
	7┼7	総義歯装着	2,340
		人工歯（レジン歯）	25＋26
		新製有床義歯管理料（義管A）	150
		困難加算	40

ワンポイントアドバイス

1) 根面被覆の形成は窩洞形成（単純）で算定します。咬合採得の算定はできません。
2) 摘要欄に『残根上義歯』と記載します。
3) 根面被覆をレジンで行うこともできます。
4) 残根削合は1歯1回につき18点で算定します。

■多数歯欠損
90. 多数歯欠損ブリッジ

　ブリッジにおける多数歯欠損とは、支台歯とポンティックの合計が6歯以上となる症例をいい、有床義歯（9歯以上の欠損）の場合とは異なります。実際の欠損が2歯程度でも設計上6歯以上となることもあります。

　歯冠形成が多数歯に及ぶので、支台歯の平行性や咬合採得には十分な検査と確認を行い、必要に応じて顎運動関連検査の実施も有効でしょう。また、精密な印象採得も必要となります。装着前には適合性の確認と咬合調整をしっかりと行い、仮着で経過観察をしてから装着することも考慮しましょう。

　また、支台歯とポンティックの配置が複雑となるような症例では、その設計が保険適応となっているか、事前に確認することが重要となります。

術式
1日目
①前歯部4歯欠損ブリッジの補綴処置に着手
②支台歯の歯冠形成、平行性を測定
③連合印象および咬合採得、側方運動時の歯による誘導が不明確なためチェックバイト検査を実施
④リテイナーを仮着
2日目
適合性および咬合に問題がないことを確認し、接着性セメントにてブリッジを装着

欠損補綴　処置

傷病名：③2１｜１２③④欠損、３｜３C、｜４Per

4/1	再診	42
	歯科疾患管理料	110
	補綴時診断料	100
３｜３	生PZ	796×2
｜４	失PZ	166
③２１｜１２③④	平行測定検査	100
	ブリッジ連合印象	332
	咬合採得	140
	顎運動関連検査(ChB)	380
	リテイナー	300
	仮着セメント料	4×3
4/10	再診	42
３｜３	OA浸麻	30+6
③２１｜１２③④	12%Pd前装金属冠(３｜３)	1,504×2
	12%PdFMC(｜４)	719
	12%Pdレジン前装金属ポンティック	1,436×4
	ブリッジ装着料	300
	接着性セメント料	16×3
	クラウン・ブリッジ維持管理料	440

ワンポイントアドバイス

1) ③２１｜１２③のブリッジは保険適応外です。下顎であれば保険適応となります。
2) 中切歯、側切歯は連続４歯欠損まで設計可能です。
3) 補綴物装着時の浸麻料は算定できます。
4) 前歯部ブリッジでは、試適が算定できます。

■多数歯欠損
91. 多数歯欠損有床義歯

欠損歯数が多い場合の有床義歯作製ケースです。

処置上の注意

多数歯欠損とは、9歯以上の欠損歯数を指します。欠損歯数、歯周組織の状態、残存歯の骨植等でいくつもの設計が考えられます。

設計は正しく口腔内を診査診断する必要があります。

術式

1日目
スタディモデル；歯列、咬合状態、顎堤の状態、小帯等軟組織の状態、残存歯の状態、植立方向等をカルテに記載。義歯の設計をして鉤歯の決定

2日目
①鉤歯調整；鉤歯にレストシートを形成
②連合印象（各個トレー、シリコン印象）

3日目
咬合採得；咬合床を用いて採得

4日目
顎運動関連検査（ChB）；フェイスボウトランスファーして、半調節性咬合器に模型を取り付け、矢状顆路角を求めカルテに記載する

5日目
仮床試適；排列状態、咬合関係、審美的状態を確認

6日目
①新製有床義歯管理料の文書を提供
②義歯調整；義歯の適合性、人工歯の咬合調整、鉤調整等を行い、使用上の注意、保管方法等を記載した文書を提供

処置 — 欠損補綴

傷病名：7〜42┼367 欠損（義歯）

日付	部位	処置	点数
4/1		初診	218
		スタディモデル	／
4/2		再診	42
	7〜42┼367	補診	100
	3ǀ45	鉤歯調整	40
		連合印象（各個トレー、シリコン印象）	228
4/8		再診	42
	7〜42┼367	咬合採得	185
4/10		再診	42
	7〜42┼367	顎運動関連検査（ChB）	380
4/15		再診	42
	7〜42┼367	仮床試適	100
4/19		再診	42
	7〜42┼367	局部義歯装着	1,045
		人工歯（レジン歯）	25+26
	3ǀ	線鉤（二腕鉤レスト付）	149
	ǀ45	鋳造鉤(Pd)（二腕鉤レスト付）	415×2
		新製有床義歯管理料	150
		困難加算	40

ワンポイント アドバイス

1）旧義歯は、鉤歯、人工歯列等が設計の参考になります。
2）大連結子（パラタルバー・リンガルバー）を選択する場合もあります。補強線の算定はできません。
3）困難加算算定時に歯式から対合歯との接触が疑われる場合は摘要欄に「すれちがい咬合」と記載が必要です。

■多数歯欠損
92. 総義歯

処置上の注意

顎堤の状態、旧義歯の状態を確認して診断する必要があります。義歯床の大きさ、人工歯の選択等も重要です。顎堤の状態等で総義歯の吸着の状態が変わってきます。

術式

1日目
スタディモデル印象；顎堤、小帯、口蓋小窩の位置の状態等を確認

2日目
①補診；患者に総義歯について説明
②連合印象（寒天＋アルジネート）

3日目
咬合採得；咬合床を用いて中心位を採得する。咬合平面等を確認して、咬合床に正中や口角の位置を記録。人工歯のシェード、モールドを決定

4日目
顎運動関連検査（ChB）；チェックバイト検査を行い矢状顆路角を求めて、半調節性咬合器の顆路角を調整

5日目
排列試適；ロウ堤上に人工歯を排列した仮床を試適。咬合平面のずれや咬合状態、義歯の大きさ、人工歯の色や大きさを確認。必要があれば補正

6日目
①義歯装着
②義歯調整；義歯の適合性、人工歯の咬合調整、鉤調整等を行い、使用上の注意、保管方法等を記載した文書を提供

欠損補綴　処置

傷病名: 7┼7 / 7┼7 欠損（義歯）

日付	部位	処置	点数
4/1		初診	218
	7┼7/7┼7	スタディモデル	／
4/2		再診	42
	7┼7/7┼7	補診	100
		連合印象（寒天＋アルジネート）	228×2
4/8		再診	42
	7┼7/7┼7	咬合採得（中心位）	280×2
4/10		再診	42
	7┼7/7┼7	顎運動関連検査（ChB）	380
4/15		再診	42
	7┼7/7┼7	試適	190×2
4/19		再診	42
	7┼7/7┼7	総義歯装着（熱可塑性樹脂床）	3,056×2
		人工歯（熱可塑性樹脂）	63×2
			83×2
		新製有床義歯管理料（義管A）	150
		困難加算	40

ワンポイント アドバイス

1) 印象、咬合採得は製作物単位となります。
2) 顎運動関連検査には、下顎運動路描記法（MMG）、ゴシックアーチ描記法、パントグラフ描記法、チェックバイト検査があります。必要に応じて行います。

■多数歯欠損
93. 金属床義歯（保険外併用療養費制度）

　金属床を選択した総義歯のケースです。総義歯の金属床は保険外併用療養費制度の適用となります。

処置上の注意

　保険外併用療養費制度の選定療養で扱われるのは総義歯の金属床に限られます。通常の総義歯の製作と同様に行います。ただし義歯の請求は熱可塑性樹脂を用いた義歯で保険請求します。窓口負担も通常どおり発生します。熱可塑性樹脂を用いて総義歯を作製した場合の金額（保険外併用療養費）を地方厚生局に届出済みの金属床の金額から差し引いた分を特別の料金として患者から徴収します。

術式

1日目
印象採得、連合印象
寒天＋アルジネート印象材を用いて印象をとる
2日目
咬合採得；咬合採得時に金属床の試適をする場合もある。また、金属床を用いて咬合床を作製することも可能
3日目
顎運動関連検査；顎運動関連検査は必要がある場合に行う
4日目：義歯試適
5日目
①義歯装着
②義歯調整；新製義歯の調整を行い、患者に保管方法等を説明して義歯の適合性、人工歯の咬合調整、鈎調整等を行い、使用上の注意、保管方法等を記載した文書を提供

欠損補綴　処置

傷病名：7└┴┘7欠損（総義歯）（金属床）

日付	部位	内容	点数
4/1		再診	42
	7└┴┘7	補診	100
		連合印象（寒天＋アルジネート）	228
4/8		再診	42
	7└┴┘7	咬合採得（中心位）	280
4/10		再診	42
	7└┴┘7	顎運動関連検査（ChB）	380
4/15		再診	42
	7└┴┘7	試適（金属床の適合、排列の確認）	190
4/19		再診	42
	7└┴┘7	総義歯装着（熱可塑性樹脂床）	3,056
		人工歯（熱可塑性樹脂歯）	63+83
		新製有床義歯管理料（義管A）	150
		困難加算	40

ワンポイント アドバイス

1) 選定療養とは保険外併用療養費制度の1つで、自由診療の一部を保険で給付する制度です。
2) 残根上の総義歯は適用となりません。
3) 選定療養費には、届出が必要になります。
4) 届出は、保険医療機関が所在する都道府県を管轄する地方厚生局に提出します。

■多数歯欠損

94. 有床義歯床下粘膜調整処置

　新義歯作製または有床義歯内面適合法を前提に、有床義歯の義歯床下の粘膜異常に対する処置を行うケースです。

処置上の注意

　有床義歯床下粘膜調整処置はとくに回数の制限はありません。実態どおりの請求ですが、医学的常識の範囲内となります。

術式

1日目
義歯、義歯床下粘膜の状態を確認

2、3日目
①義歯に床下粘膜調整材を添加
②余剰部分を除去、調整；
　床下粘膜調整材を調整。余剰な部分はナイフ等で切除。このとき、有床義歯管理料は算定できません

4日目
有床義歯内面適合法；
有床義歯内面適合法時に補診の算定ができます。補診は1口腔単位ですので、1初診1回しか算定できません

欠損補綴 　処置

傷病名: $\frac{7\mid 7}{7\mid 7}$ 床下粘膜異常、$\frac{7\mid 7}{7\mid 7}$ 欠損（床適合）

日付	部位	処置	点数
4/1		初診	218
	$\frac{7\mid 7}{7\mid 7}$	T.cond（T.コンデ）	110×2
4/8		再診	42
	$\frac{7\mid 7}{7\mid 7}$	T.cond（T.コンデ）	110×2
4/15		再診	42
	$\frac{7\mid 7}{7\mid 7}$	T.cond（T.コンデ）	110×2
4/22		再診	42
	$\frac{7\mid 7}{7\mid 7}$	補診	100
		有床義歯内面適合法	1000×2
		有床義歯管理料（義管B）	70
		困難加算	40
4/25		再診	42
		有床義歯調整管理料（義調）	30
5/7		再診	42
	$\frac{7\mid 7}{7\mid 7}$	有床義歯管理料（義管B）	70
		困難加算	40

ワンポイント アドバイス

1) 有床義歯床下粘膜調整処置（T.コンデ）を行っている期間は、有床義歯管理料は算定できません。義歯の新製、有床義歯内面適合法が終了してから算定します。
2) 弾性裏装材として使い続けることはできません。あくまでも義歯新製、有床義歯内面適合法が前提になります。

疾患・処置&保険請求

■多数歯欠損
95. 有床義歯調整（義管）

　有床義歯を作製した場合の有床義歯管理料の算定例。
処置上の注意
　義歯の調整は義歯床の調整、鉤調整、人工歯の調整。時期により管理料が変わるので注意が必要です。

ワンポイント アドバイス

1）有床義歯管理料は1口腔単位の算定になります。
2）新製有床義歯管理料（義管A）　150点
　　新製義歯を装着した月に1回に限り算定
　　文書提供が必要（義歯の取扱い、清掃法、保管方法等）
3）有床義歯管理料（義管B）　70点
　　義歯新製時は装着した月の翌月と翌々月まで
4）有床義歯長期管理料（義管C）　60点
　　装着月から4ヵ月～1年以内
5）有床義歯調整管理料（義調）　30点
　　有床義歯の調整を行った場合につき2回を限度で算定できます。ただし、有床義歯管理料を算定した日には算定できません。困難加算の算定はできません。
6）咬合機能回復困難加算　40点
　　義歯管理料を算定した日に算定します。
　　イ）総義歯を新たに装着した患者
　　ロ）9歯以上の局部義歯を装着し、局部義歯以外には対合歯間の接触を有しない患者が対象になります。
7）有床義歯床下粘膜調整処置を算定している期間は、義歯管理料の算定はできません。義歯新製時か床裏装後の算定となります。

欠損補綴　処置

傷病名：7┼7義歯ハソン、7┼7欠損（義歯）

日付	部位	内容	点数
4/1		再診	42
	7┼7	有床義歯管理料（義管B）	70
		困難加算	40
4/23		再診	42
	7┼7	総義歯	2,340
		人工歯（硬レ歯）	59+77
		新製有床義歯管理料（義管A）	150
		困難加算	40
4/26		再診	42
	7┼7	有床義歯調整管理料（義調）	30
4/28		再診	42
		有床義歯調整管理料（義調）	30
5/6		再診	42
	7┼7	有床義歯管理料（義管B）	70
		困難加算	40
5/13		再診	42
	7┼7	有床義歯調整管理料（義調）	30
5/24		再診	42
	7┼7	有床義歯調整管理料（義調）	30
7/20		再診	42
	7┼7	有床義歯長期管理料（義管C）	60
		困難加算	40
7/28		再診	42
	7┼7	有床義歯調整管理料（義調）	30

96. 義歯修理（間接法）

義歯が、破折、人工歯脱落し修理を行ったケースです。

処置上の注意

義歯修理には、口腔内で行う直接法と、口腔外で行う間接法があります。

義歯修理のための印象は40点です。必要がある場合は咬合採得を行い咬合器上で修理調整を行います。

義歯修理時のクラスプを除去する場合は、15点算定できます。補強線は所定点数に含まれ算定できません。

義歯修理の義歯管理は管Bで算定します。

義歯修理の点数は、224点と装着料の合計になります。（装着料：少数歯欠損30点、多数歯欠損60点、総義歯115点）

- 義歯新製後（自院作製）、6ヵ月以内の義歯修理は以下のとおりです。印象と咬合採得は通常どおりの算定です。

義歯修理		義歯新製後6ヵ月以内
少数歯欠損（1〜8歯）	254（381）	142（213）
多数歯欠損（9〜14歯）	284（426）	172（258）
総義歯	339（509）	227（341）

（　）内は50/100加算点数

術式

1日目

①印象採得

②模型上で義歯破折部分を補強線で補修、脱落した部位に人工歯を追加し修理を行う。

2日目：義歯調整、口腔内で義歯の状態を確認し、患者に使用法、保管法を指導

3日目：疼痛部の調整、咬合調整

欠損補綴　処置

傷病名：$\overline{7\perp7}$義歯ハソン

4/1	初診	218
	$\overline{7\perp7}$ 印象（アルジネート）	40
4/2	再診	42
	$\overline{7\perp7}$ 義歯修理	339
	人工歯（1レジン歯）	13
	補強線	／
	有床義歯管理料（義管B）	70
	困難加算	40
4/4	再診	42
	$\overline{7\perp7}$ 有床義歯調整管理料（義調）	30

ワンポイント アドバイス

1) 義歯修理の場合は、補診の算定はできません。増歯の場合は算定できます。
2) 1日で義歯修理を行い、患者が2度来院する場合は摘要欄に「1日2度来院」と記載します。2度目の来院に対しての再診料は算定できません。
3) 義歯の人工歯摩耗によりレジンを添加する場合は、義歯修理で算定します。
4) 義歯修理を行った後に義歯を新製することも可能です。
5) 必要があれば、義歯試適を算定することも可能です。
6) 必要があり、同月に2回義歯修理を行った場合は、実態どおり2回算定します。ただし摘要欄にその旨を記載することが望ましいです。
7) 施設基準を満たし、届出をしている医療機関は歯科技工士加算22点が算定できます。

97. 顎運動関連検査

欠損部位の補綴処置に際し、必要がある場合は顎運動関連検査を行います。

顎運動関連検査には、
- 下顎運動路描記法
- ゴシックアーチ描記法
- パントグラフ描記法
- チェックバイト検査

があります。

下顎運動路描記法(MMG)

下顎運動検査です。下顎の動きを3次元的にとらえて、前頭面、矢状面、水平面に経路を描きます。

有床義歯作製時の下顎位の決定のために行います。

ゴシックアーチ描記法(GoA)

咬合採得時の水平的顎位を決めるために行う検査です。ゴシックアーチトレーサーを使用します。通常、上顎に描記針、下顎に描記板を装着し、下顎の限界側方運動やタッピングをさせ、その軌跡を描記板に記録します。口外法および口内法があります。

パントグラフ描記法(Ptg)

パントグラフは、上下顎に固定された2つの顔弓(フェイスボウ)からなり、複数の描記板と描記針により、口腔外に顎運動を記録する方法です。水平面において滑走運動を行うことで下顎の前方運動と側方運動を矢状面と水平面で描くことができ、立体的連続的な運動経路とし

て描記ができる全調節性咬合器の調整に用いられます。

チェックバイト検査（ChB）

　下顎に前方運動を行わせると後方へ開いた「くさび形の間隙」ができます。このような現象を矢状クリステンセン現象といいます。これを利用して前方チェックバイトにより両側の矢状前方顆路傾斜を求めます。

　顔弓を使用して半調整性咬合器にマウントし、顎関節に対する上顎の位置的関係を記録します。

　ワックス、石膏等の記録材を用いて下顎の前方位および側方位での上下顎関係を採得した上で、上下顎模型を付着した半調節性咬合器を調整して顆路傾斜度を測定します。

ワンポイント アドバイス

1）顎運動関連検査は、1装置につき1回の算定となります。
2）測定結果をカルテに記載します。
3）少数歯欠損で行う場合は、レセプトの摘要欄に咬合状態の記載が必要です。

98. 広範囲顎骨支持型補綴

　広範囲顎骨支持型補綴とは、当該補綴に係る補綴物の印象採得から装着までの一連の行為をいいます。
　適応症例に対し、施設基準を満たした病院において行われます。(p.184参照)

・広範囲顎骨支持型補綴診断料（1口腔につき）
　　　　　　　　　　　　　　　　　　　　1,800点
　広範囲顎骨支持型補綴を行うにあたって、病名、症状、治療内容、治療部位および治療に使用する材料等について、患者に対し説明を行った場合に算定します。

・広範囲顎骨支持型補綴
1.ブリッジ形態のもの（3分の1顎につき）
　　　　　　　　　　　　　　　　　　　18,000点
2.床義歯形態のもの（1顎につき）
　　　　　　　　　　　　　　　　　　　13,000点
　施設基準に適合している保険医療機関において、当該補綴に係る補綴物の印象採得から装着までの一連の行為を行った場合に、補綴治療を着手した日において算定します。保険医療材料料は、所定点数に含まれます。

・広範囲顎骨支持型補綴物管理料（1口腔につき）
　　　　　　　　　　　　　　　　　　　　480点
　ブリッジおよび有床義歯を除く当該補綴物を装着した月の翌月以降に月1回に限り算定します。広範囲顎骨支持型補綴物に係る補綴物の適合性の確認等を行い、患者または家族に対して管理等に係る必要な指導を行った上

で、指導内容に係る情報を文書により提供した場合に算定します。

- 広範囲顎骨支持型補綴物修理（1装置につき）
　　　　　　　　　　　　　　　　1,200点

ワンポイントアドバイス

　他の保険医療機関で埋入した広範囲顎骨支持型装置を撤去した場合は、歯科インプラント摘出術で算定します。

歯科インプラント摘出術（1個につき）
1．人工歯根タイプ　400点
2．ブレードタイプ　1,200点
3．骨膜下インプラント　1,700点
- 骨の開さくを行った場合は、50/100に相当する点数を加算します。

99. 歯科訪問診療

　歯科訪問診療は在宅等において療養を行っており、傷病のため通院による歯科治療が困難な患者が対象。医療機関より患家まで16km以内で屋内の診療に限られます。
　訪問診療は、条件により歯科訪問診療料か初・再診料で算定します。訪問時間、人数により算定の条件が変わってきます。
　歯科訪問診療を算定した場合はカルテとレセプト摘要欄に訪問診療を行った日付、開始および終了時刻、訪問先、患者の状態等（急変後の対応の要点を含む）の記載が必要です。

歯科訪問診療に対する加算
▪ 在宅患者等急性歯科疾患対応加算（急性対応）
　歯科訪問診療時に、切削を伴う処置、手術、歯冠修復または欠損補綴が必要なときに即応できるように切削器具および周辺装置を常時訪問先に携行している場合は、在宅患者等急性歯科疾患対応加算として、下記に述べる点数を、1日につき所定点数に加算します。実際に切削器具を使用しなくても携帯していれば算定できます。急性対応を算定する場合は、切削器具名をカルテとレセプト摘要欄に記載が必要です。

イ　同一建物　　1人　　　170点
ロ　　〃　　　2〜5人　　85点
ハ　　〃　　　6人以上　　50点

▪ 特掲技術料加算
　歯科訪問診療で下記の処置は50/100加算されます。
　抜髄・感染根管処置・抜歯（乳歯・前歯・臼歯の普通

在宅・その他　処置

抜歯）・歯肉膿瘍切開・義歯修理

- 診療時間による加算
　診療時間が1時間を超えた場合、30分単位で100点を加算します。

- 歯科訪問診療補助加算
　在宅療養支援歯科診療所に属する歯科衛生士が歯科訪問診療に際して診療の補助を行った場合に算定します。
イ　同一建物　　1人　　　110点
ロ　　〃　　　2人以上　　45点

- 歯科診療特別対応加算（旧障害者加算）
　著しく歯科診療が困難な者に訪問診療を行った場合は175点
　（円滑に適応できるような技法を用いた場合）250点加算します。

[著しく歯科診療が困難な者]
・脳性麻痺等で身体の不随意運動や緊張が強く体幹の安定が得られない
・知的発達障害により開口保持ができない
・治療の目的が理解できず治療に協力が得られない
・重度の喘息患者で頻繁に治療の中断が必要
・日常生活に支障を来すような症状・行動や意思疎通の困難さが頻繁にみられ歯科受診に際して家族等の援助を必要とする
・これらに準ずる状態　患者の状態を診療録に記載

疾患・処置&保険請求

- 緊急歯科訪問診療加算

	時　間	歯科訪問診療1	歯科訪問診療2
緊急(診療に従事している場合)	午前8時～午後1時	+415	+190
夜間	午後6時～午後10時(東京)	+830	+380
深夜	午後10時～午前6時	+1,660	+760
時間超過	診療時間が1時間を超えた場合	30分またはその端数を増すごとに100×__	

- 地域医療連携体制加算　300点

歯科訪問診療1　850点

歯科訪問診療2　380点

患者が1人または複数、診療時間が20分以上・未満により算定の方法が異なります。

	同一の建物において	
	・20分以上 ・容体急変による20分未満	20分未満
患者1人	歯科訪問診療1　850点	初・再診料
複数患者	歯科訪問診療2　380点	

在宅・その他　処置

ワンポイントアドバイス

1) 訪問診療1は在宅等で療養を行っている1人に対して20分以上訪問診療を行った場合に算定します。
2) 訪問診療2は同一建物の複数の患者に対して20分以上訪問診療を行った場合に算定します。
3) 20分未満の訪問診療を行った場合は、訪問診療料の算定はできません。初・再診料で算定します。ただし、患者の容体が急変しやむを得ず治療を中止した場合においてはこの限りではありません。
4) マンション等の多数世帯が入っている同一建物での複数の世帯へ20分以上の訪問診療を行った場合、訪問診療2で算定します。
5) 訪問診療は屋内での診療に限られます。
6) 交通費は患者の実費負担です。
7) レセプトの摘要欄の記載もれに注意が必要です。
8) 施設基準を満たし、届出ると在宅療養支援歯科診療所となります。
9) 訪問診療の管理料は歯科疾患在宅療養管理料を算定します。
10) 外来で診療していた患者が、訪問診療すべき状態になった場合は、摘要欄にその旨を記載してください。

100. ①訪問歯科衛生指導

訪問歯科衛生指導のケースです。

請求上の注意

訪問歯科衛生指導は、歯科訪問診療を行った患者もしくは家族に対して歯科医師の指示を受けた歯科衛生士が療養上必要な実地指導をした場合、月4回まで算定できます。単なる日常的口腔清掃等のケアでは算定できません。

訪問歯科衛生指導は、「簡単なもの」「複雑なもの」があります。

内容、指導の開始終了時刻、療養上必要な情報を指導した歯科衛生士が署名した文書を提供しなければなりません。

訪問歯科衛生指導：簡単なもの　120点

居宅または施設において歯科衛生士が指導効果のある実地指導を行った場合に算定。患者と1対1の場合は20分に満たないもの、複数の患者に対しては40分を超える指導を行った場合に算定します。複数の患者とは1回の指導に10人以下を標準とします。

訪問歯科衛生指導：複雑なもの　360点

居宅または施設において歯科衛生士が指導効果のある実地指導を行った場合に算定。患者と1対1の場合で20分以上療養上必要な歯科衛生指導を行った場合。

カルテ、レセプトには、次の事項を記載します。

歯科衛生士に指示した内容、開始および終了時刻、訪問先、患者の状態の要点等、訪問歯科衛生指導を行った同一月に歯科訪問診療がない場合は、直近の歯科訪問診療を行った月日を記載します。

②歯科衛生士居宅療養

居宅療養管理指導（歯科衛生士）のケースです。
請求上の注意
要介護認定を受けている患者の場合、介護保険が医療保険より優先されますので、訪問歯科衛生指導は請求できません。

歯科衛生士居宅療養は、歯科訪問診療を行った患者もしくは家族に対して歯科医師の指示を受けた歯科衛生士が療養上必要な実地指導をした場合、月4回まで算定できます。単なる日常的口腔清掃等のケアでは算定できません。

歯科衛生士居宅療養Ⅰは、同一建物内1人のみ350単位、Ⅱは同一建物内2人以上300単位となります。

Ⅰ 同一建物内1人のみ　350単位

居宅または施設において歯科衛生士が指導効果のある実地指導を患者と1対1で20分以上行った場合に算定します。

Ⅱ 同一建物内2人以上　300単位

居宅または施設において歯科衛生士が指導効果のある実地指導を患者と1対1で20分以上行った場合。

カルテには、次の事項を記載します。
歯科衛生士に指示した内容、開始および終了時刻、訪問先、患者の状態の要点等。

なお、歯科衛生士居宅療養を行った同一月に歯科訪問診療がない場合でも、3ヵ月に一度診察していれば算定できます。

疾患・処置&保険請求

● 同一建物 1人のみの場合

傷病名：$\frac{65\overline{+}3}{5\overline{+}5}$ P、$\underline{4\sim7}$ Dul　医療保険のみ対応

4/1		歯科訪問診療1 11:00〜11:32	850
		居宅　認知症のため通院困難	/
		在宅患者歯科疾患対応加算（エンジン）	170
	$\frac{65\overline{+}3}{5\overline{+}5}$	歯周基本検査	110
		歯科疾患在宅療養管理料	130
		スケーリング	66+38×4
		訪問歯科衛生指導（複雑）	360
		11:35〜12:00	/
		ブラッシングおよび舌苔の除去法について	/
4/5		歯科訪問診療1 11:08〜11:34	850
		居宅	/
		在宅患者歯科疾患対応加算（エンジン）	170
	$\underline{4\sim7}$	有床義歯管理料	70
		訪問歯科衛生指導（複雑）	360
		11:35〜12:00	/
		口腔ケアグッズの使い方について	/

ワンポイント アドバイス

1）訪問歯科衛生指導と衛生実地指導および機械的歯面清掃処置との併算定は不可能。
2）歯科衛生士が単独で患家に行って指導しても、算定できます。その場合は訪問診療は算定できません。また請求時にも実日数に加えません。

在宅・その他　処置

傷病名：$\frac{65\mid3}{5\mid5}$ P、$\underline{4\sim7}$ Dul　介護保険も対応する場合

4/1	歯科訪問診療1　11:00～11:32	850点
	居宅　認知症のため通院困難	／
	在宅患者歯科疾患対応加算（エンジン）	170点
$\frac{65\mid3}{5\mid5}$	歯周基本検査	110点
	居宅療養管理指導Ⅰ	500単位
	スケーリング	66+38×4点
	歯科衛生士居宅療養Ⅰ	350点
	11:35～12:00	／
	ブラッシングおよび舌苔の 除去法について	／
4/5	歯科訪問診療1　11:08～11:34	850点
	居宅	／
	在宅患者歯科疾患対応加算（エンジン）	170点
	居宅療養管理指導Ⅰ	500単位
$\underline{4\sim7}$	有床義歯管理料	70点
	歯科衛生士居宅療養Ⅰ	350単位
	11:35～12:00	／
	口腔ケアグッズの使い方について	／

ワンポイント アドバイス

1) 歯科衛生士居宅療養Ⅰと衛生実地指導および機械的歯面清掃処置との併算定は不可能。

2) 歯科衛生士が単独で患家に行って指導しても、算定できます。その場合は訪問診療は算定できません。また請求時にも実日数に加えません。

疾患・処置&保険請求

●同一建物複数名の場合（2〜5人）

傷病名：$\frac{65\!+\!3}{5\!+\!5}$ P、$\underline{4\sim7}$ Dul　医療保険のみ対応

4/1		歯科訪問診療1　11:00〜11:32	380
		○○老人ホーム	／
		在宅患者歯科疾患対応加算（エンジン）	85
	$\frac{65\!+\!3}{5\!+\!5}$	歯周基本検査	110
		歯科疾患在宅療養管理料	130
		スケーリング	66＋38×4
		訪問歯科衛生指導（複雑）	360
		11:35〜12:00	／
		ブラッシングおよび舌苔の除去法について	／
4/5		歯科訪問診療1　11:08〜11:34	380
		○○老人ホーム	／
		在宅患者歯科疾患対応加算（エンジン）	85
	$\underline{4\sim7}$	有床義歯管理料	70
		訪問歯科衛生指導（複雑）	360
		11:35〜12:00	／
		口腔ケアグッズの使い方について	／

ワンポイント　アドバイス

1）訪問歯科衛生指導と衛生実地指導および機械的歯面清掃処置との併算定は不可能。
2）歯科衛生士が単独で患家に行って指導しても、算定できます。その場合は訪問診療は算定できません。また請求時にも実日数に加えません。

| 在宅・その他 | 処置 |

傷病名： $\frac{65 \sim 3}{5 \sim 5}$ P、$\underline{4\sim7}$ DuI　介護保険も対応する場合

4/1		歯科訪問診療1　11:00〜11:32	380点
		○○老人ホーム	85点
		在宅患者歯科疾患対応加算（エンジン）	85点
	$\frac{65 \sim 3}{5 \sim 5}$	歯周基本検査	110点
		居宅療養管理指導（Ⅰ）	450単位
		スケーリング	66+38×4点
		歯科衛生士居宅療養Ⅱ	300単位
		11:35〜12:00	/
		ブラッシングおよび舌苔の除去法について	/
4/5		歯科訪問診療1　11:08〜11:34	380点
		○○老人ホーム	/
		在宅患者歯科疾患対応加算（エンジン）	85点
		居宅療養管理指導Ⅰ	450単位
	$\underline{4\sim7}$	有床義歯管理料	70点
		歯科衛生士居宅療養Ⅱ	300単位
		11:35〜12:00	/
		口腔ケアグッズの使い方について	/

ワンポイント アドバイス

1）歯科衛生士居宅療養Ⅱと衛生実地指導および機械的歯面清掃処置との併算定は不可能。
2）歯科衛生士が単独で患家に行って指導しても、算定できます。その場合は訪問診療は算定できません。また請求時にも実日数に加えません。

101. 介護保険と歯科訪問診療

請求上の注意

歯科訪問診療を必要とする患者は、介護保険認定者である場合が多いです。原則として、医療保険より介護保険を優先します。

歯科治療などは医療保険に、医学管理に関わるものは介護保険にそれぞれ分けて請求します。カルテ記載の内容とケアマネージャー等に提供する文書の内容は異なります。

【確認事項】
①対象者が介護保険の認定者であるか確認する。
②医療連携の有無を確認する。
③患者が介護認定者であるときは、認定期間をカルテに記載する。
④居宅の介護認定者に対して訪問診療を行った場合、医療保険のレセプトの摘要欄に ㊞ と記載する。
⑤居住系施設入居者は居宅扱いとなり、介護保険施設は対象外となる。
居住系施設：養護老人ホーム、軽費老人ホーム（ケアハウス）、有料老人ホーム、高齢者専用賃貸住宅、小規模多機能型居宅介護、認知症対応型共同生活介護（グループホーム）等。
介護保険施設：介護老人福祉施設(特別養護老人ホーム)、介護老人保健施設（老健）、介護療養型医療施設。

患者の入所施設については施設の何に該当するかを確認する。
⑥レセプトには、上記の施設種別と施設名を記載する。

在宅・その他　処置

歯科医師による居宅療養管理指導（情報提供した場合のみ算定可）

Ⅰ　同一建物　　1人　　500単位
Ⅱ　　〃　　　　2人以上　450単位
（それぞれ月2回まで算定可）
①カルテ内容は、ほぼ歯在管の内容
②提供する文書は（P.251②参照）
③症状が同じ場合は変化のない旨を情報提供すればよい。
④ケアマネージャーがいない場合は、他のサービス事業者に対して行っても構わない。

ワンポイントアドバイス

1）歯科が介護保険で算定できる項目は、歯科医師および歯科衛生士が行う管理指導費のみです。
2）介護保険の返戻はレセプトでこないので、提出時にレセプトのコピーの保管が必須です。
3）保険医療機関の歯科診療所は、自動的に介護保険の居宅療養管理指導の取り扱い事業所に指定されます。
4）介護給付に対する口腔機能向上加算は、介護事業関係諸施設が行い歯科診療所では算定できません。
5）居宅療養管理指導とは、医師や歯科医師、薬剤師などが居宅を訪問し、療養上の管理や指導をすることです。

◘専門的口腔ケア

1. 医療保険の訪問歯科衛生指導料を算定する場合
1ヵ月毎に診療が必要で、以下の順番に実施します。
① 歯科医師による診察
② 歯科医師が管理指導計画を策定し、歯科衛生士に指示
③ 歯科衛生士による実施
④ 歯科医師による診察

2. 介護保険の歯科衛生士居宅療養Ⅰ、Ⅱを算定する場合
3ヵ月毎に診療が必要で、以下の順番に実施します。
① 歯科医師による診察
② 歯科衛生士によるアセスメントと管理指導計画の策定
③ 歯科衛生士による実施
④ 歯科衛生士によるモニタリング
⑤ 歯科医師による診察

◆医師・歯科医師の居宅療養管理指導

①ケアプランの策定等に必要な情報提供は、サービス担当者会議の参加により行うことを基本とする。

②文書等により情報提供を行った場合については、当該文書等の写しを診療録に添付する等により保存すること。
(情報提供すべき事項)
(a) 基本情報(医療機関名、住所、連絡先、医師・歯科医師氏名、利用者の氏名、生年月日、性別、住所、連絡先等)
(b) 利用者の病状、経過等
(c) 介護サービスを利用する上での留意点、介護方法等
(d) 利用者の日常生活上の留意事項
※前記に係る情報提供については、医科診療報酬点数表における診療情報提供料に定める様式を活用して行うこともできることとする。

疾患・処置&保険請求

◆医師・歯科医師の居宅療養管理指導Q&A

Q1
月に2回往診等を行っている場合、月に2回、居宅介護支援事業所のケアマネージャーへの情報提供を行わなければ算定できないのか。

A
往診等により、利用者の状況等について医学的観点から見た情報をケアマネージャー等に対して情報提供しなければならない。この場合において、医学的観点から、利用者の状態に変化がなければ、変化がないことを情報提供することや、利用者や家族に対して往診時に行った指導・助言の内容について情報提供すること等でも足りることとする。

Q2
居宅介護支援事業所のケアマネージャーへの情報提供をしなければならないということは、利用者が認知症対応型共同生活介護、特定施設入居者生活介護、小規模多機能型居宅介護を利用している利用者の場合やセルフケアプランや住宅改修、特定福祉用具購入のみの利用者の場合は算定できないのか。

A
医師・歯科医師の居宅療養管理指導は、居宅介護支援事業所のケアマネージャーや、当該ケアマネージャーを介せずにサービスを利用している場合には、直接、サービス事業者に対する情報提供を行うことでも算定可能である。

在宅・その他　処置

　なお、そのような場合の具体的な情報提供の方法としては、医師・歯科医師により直接にサービス事業者に情報提供を行う方法や、利用者本人を介して行う場合等が考えられる。

※なお、Q1、2ともに、利用者の同意を得て行うものに限られているので、このサービスを行う場合は、利用者に対して十分な説明が必要である。

(医師・歯科医師の居宅療養管理指導Q&Aは、介護制度改革information vol.78、平成18年4月改定関係Q&A［vol.1］より引用改変)

疾患・処置&保険請求

居宅療養管理指導（歯科衛生士）の記録

ふりがな		□男 □女
氏　名		要介護度・病名等
		かかりつけ歯科医

事前・事後アセスメント、モニタリング

事前※1	平成　　　　年　　　　月　　　　日	モニタリング※2	平成　　　　年
	記入者		記入者
	□言語聴覚士　□歯科衛生士　□看護師		□言語聴覚士

観察・評価等		評価項目
①課題の確認・把握	固いもののかみにくさ	1ない　2ある
	お茶や汁もの等によるむせ	1ない　2ある
	口のかわき	1ない　2ある
②咬筋の触診（咬合力）		1強い　2弱い　3無し
③歯や義歯のよごれ		1ない　2ある　3多い
④舌のよごれ		1ない　2ある　3多い
⑤ブクブクうがい（空ブクブクでも可）		1できる　2やや不十分　3不十分
（以下の⑥と⑦の評価は専門職の判断により必要に応じて実施）		
⑥RSST（※30秒間の喉頭挙上の回数）		（　　）回／30秒
⑦オーラルディアドコキネシス		パ（　　）回／10秒
		タ（　　）回／10秒
		カ（　　）回／10秒
⑧特記事項等※3		
⑨問題点	□かむ　　□飲み込み　　□口のかわき	
	□むせ　　□会話　　　　□その他（	

口腔機能改善管理指導計画　※内容を通所介護計画、通所リハ計画、介護

初回作成日	年　　　月　　　日	
作成（変更）日	年　　　月　　　日	
ご本人または
ご家族の希望		
解決すべき
課題・目標		

在宅・その他　処置

□明 □大 □昭	年　　月　　　日生まれ	歳
□あり　□なし	入れ歯の使用	□あり　□なし

(アセスメント、モニタリングでそれぞれ記入)

月　　日	事後※1	平成　　年　　月　　日
□歯科衛生士 □看護師 □関連職種		記入者
		□言語聴覚士 □歯科衛生士 □看護師

事前	モニタリング	事後評価
(　　)回／30秒	(　　)回／30秒	(　　)回／30秒
パ(　　)回	パ(　　)回	パ(　　)回
タ(　　)回	タ(　　)回	タ(　　)回
カ(　　)回	カ(　　)回	カ(　　)回

□ 口臭　　□ 歯みがき　　□ 食べこぼし
　　　　　　　　　　　　　　　　　　　　　　)

予防通所介護計画、介護予防通所リハ計画に記載する場合は不要

作成者氏名：	(職種)
作成者氏名：	(職種)

疾患・処置&保険請求

実施計画 （実施する項目をチェックし、必要に応じて「その他」

関連職種または専門職種の実施項目	指導等	□ 口腔機能向上に関する情報提供	□ 口腔体操・嚥下体操
	その他		
専門職の実施項目	機能訓練	□ 歯みがき実施指導 □ かむ □ 飲み込み	
	その他		
家庭での実施項目	本　人	□ 口腔体操・嚥下体操　□ 歯みがきの実施	
	介護者	□ 歯みがき支援（確認・声かけ・介助）	
サービスの説明と同意	開始時：平成　　年　　月　　日		
	継続時：平成　　年　　月　　日		

口腔機能向上サービスの実施記録

実施年月日	年　月　日	年　月　日
担当者名：	担当者名	担当者名
□ 口腔機能向上に関する情報提供		
□ 摂食・嚥下機能に関する訓練（指導）		
□ 口腔衛生に関する指導（歯・義歯・舌、支援・実施含む）		
□ 発音・発声・呼吸に関する訓練（指導）		
□ 食事姿勢や食環境についての指導		
□ その他（　　　　　　　）		

※1　事前・事後アセスメントについては、把握された課題やモニタリング結果を確認
※2　モニタリングについては、利用開始日の翌月の結果をモニタリングの欄に記載
※3　対象者・利用者の状況により観察・評価に係る項目が実施できない場合は、

＊歯科衛生士等の居宅療養管理指導の実務等について：　居宅療養管理指導に
リング、評価等につい
利用者の口腔機能に
項が記載されている
第0331008号より引

在宅・その他　処置

に記入する）

☐ 歯みがき支援	☐ 食事姿勢や食環境の指導
☐ 発音・発声	☐ 呼吸
☐ その他（　　　　　　　　　　　　　　　）	
☐ 口腔体操等支援　☐ その他（　　　　　　　　　　　　　　　）	
同意者：☐本人　☐家族　☐その他（　　　）	担当者名：
同意者：☐本人　☐家族　☐その他（　　　）	担当者名：

（実施項目をチェックし、必要に応じて記入する。）

年　月　日	年　月　日	年　月　日	年　月　日
担当者名	担当者名	担当者名	担当者名

したうえで行う。
する。
特記事項等の欄に理由を記入する。

かかる口腔機能スクリーニング、口腔機能アセスメント、管理指導計画、モニタては、原則として、様式例を準用する。様式例によらない場合であっても、個々の着目した居宅療養管理指導が適切に行われており、当該指導に必要とされる事場合にあっては、別の様式を利用して差し支えない。（平成18年3月31日老老発用改変）

102. 未来院請求

　何らかの原因で患者が来院できずに装着できなかった場合は、未来院請求として算定します。

請求上の注意
①請求は装着の予定日より1ヵ月後からとなります。
②レセプト転帰欄の「中止」に○で囲みます。
③実日数は「0日」です
④請求月は製作月です。
⑤摘要欄に未来院請求または ㊤ と以下の事項を記載します。
　装着予定日・装着物の種類・装着できなかった理由
⑥装着料の算定はできません。
⑦義歯の未来院請求は、欠損歯数に応じて、装着料を引いた点数を請求します。装着料は、次の表になります。

欠損数	装着料
少数歯欠損（1～8歯）	60
多数歯欠損（9～14歯）	120
総義歯	230

⑧ブリッジの未来院請求
　ブリッジの未来院請求は、製作物の所定点数を請求します。

ワンポイント アドバイス
1）患者が死亡した場合は、1ヵ月を待たずに請求できます。レセプト転帰欄は「死亡」を○で囲みます。
2）未来院請求後に患者が来院して装着した場合は、レセプト摘要欄に「保管物装着」等と記載します。

在宅・その他　処置

請求可能項目

【歯冠修復・欠損補綴】
- 支台築造
- 金属歯冠修復
- レジン前装金属冠
- ジャケット冠
- 硬質レジンジャケット冠
- ポンティック
- 有床義歯
- 熱可塑性樹脂有床義歯
- 鋳造鉤
- 線鉤
- フック、スパー、バー

【床副子】
- 顎間固定用に歯科用ベースプレートを用いた床
- 出血創の保護と圧迫止血を目的としてレジン等で製作した床
- 手術にあたり製作したサージカルガイドプレート
- 斜面板
- 咬合挙上副子
- 乳幼児の顎骨骨折に対してナイトガードとして口腔内に装着するマウスピース
- 固定用金属線による囲繞結紮に用いたレジン等で製作した床副子
- 歯ぎしりに対する咬合床
- 睡眠時無呼吸症候群の治療法としての咬合床
- 咬合床副子
- 歯ぎしりに対する咬合床（アクチパトール式のもの）
- 睡眠時無呼吸症候群の治療法としての咬合床

103. 周術期口腔機能管理料

周術期口腔機能管理とは

　全身麻酔下で実施される、頭頸部領域、呼吸器領域、消化器領域等の悪性腫瘍の手術、臓器移植手術または心臓血管外科手術等を実施する医師等との連携の下、歯科医師が行う入院前から退院後を含めた一連の口腔機能管理および放射線治療や化学療法を実施する患者の口腔機能管理を行うことをいいます。

- 周術期口腔機能管理計画策定料　300点

　がん等で、全身麻酔による手術または放射線治療若しくは化学療法を実施する保険医療機関から文書により依頼を受け、患者等の同意を得た上で、周術期の口腔機能の評価及び一連の口腔機能の管理計画を策定し、患者に説明した上で文書提供をするとともに、周術期の口腔機能の管理を行う保険医療機関に当該患者に係る診療情報を文書提供した場合に、一連の治療を通して1回に限り算定できます。

　管理計画書には、①基礎疾患の状態・生活習慣、②主病の手術等の予定、③口腔内の状態等（現症および手術等によって予測される変化等）、④周術期の口腔機能の管理において実施する内容、⑤主病の手術等に係る患者の日常的なセルフケアに関する指導方針、⑥その他必要な内容、⑦保険医療機関名及び当該管理の担当歯科医師名等の情報を記載してください。

在宅・その他　処置

周術期口腔機能管理料

▪ 周術期口腔機能管理料（Ⅰ）
1 手術前　190点（1回限り）
2 手術後　190点（手術を行った日の属する月から起算して3月以内に計3回に限り）

　病院に入院中の患者（訪問歯科診療による管理も可）、または入院前後の外来患者に口腔機能の管理を行う場合に算定できます。歯科訪問診療に併せて算定できます。

▪ 周術期口腔機能管理料（Ⅱ）
1 手術前　300点（1回限り）
2 手術後　300点（手術を行った日の属する月から起算して3月以内に月2回に限り）

　歯科診療を実施している病院に入院中の患者に口腔機能の管理を行う場合に算定できます。

▪ 周術期口腔機能管理料（Ⅲ）　190点
（治療を開始した日の属する月から月1回に限り）

　放射線治療や化学療法の治療期間中の患者に口腔機能の管理を行う場合に算定できます。

※周術期口腔機能管理料を算定した月には、歯科疾患管理料、歯科特定疾患療養管理料、歯科治療総合医療管理料、がん治療連携指導料、がん治療連携管理料、歯科疾患在宅療養管理料、在宅患者歯科治療総合医療管理料及び歯科矯正管理料は算定できません。
　また、周術期口腔機能管理料（Ⅰ）（Ⅱ）を算定した同月には（Ⅲ）は算定できません。

疾患・処置&保険請求

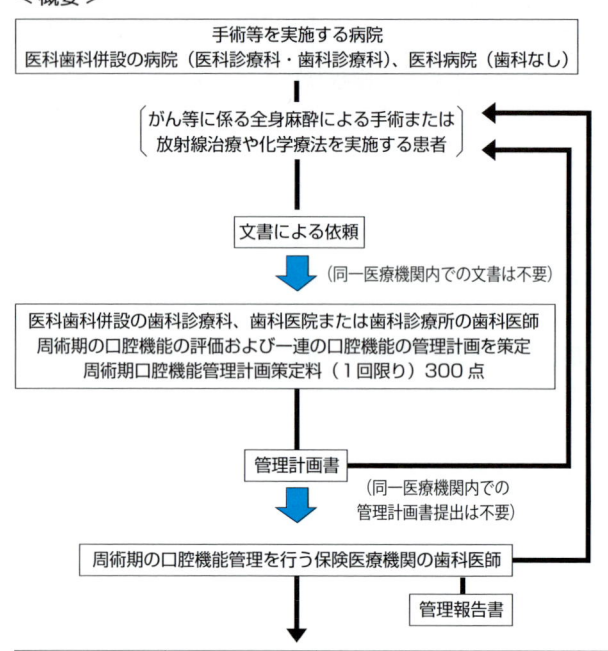

<概要>

```
手術等を実施する病院
医科歯科併設の病院（医科診療科・歯科診療科）、医科病院（歯科なし）
                    ↓
    がん等に係る全身麻酔による手術または
    放射線治療や化学療法を実施する患者
                    ↓
              文書による依頼
                    ↓ （同一医療機関内での文書は不要）

医科歯科併設の歯科診療科、歯科医院または歯科診療所の歯科医師
周術期の口腔機能の評価および一連の口腔機能の管理計画を策定
周術期口腔機能管理計画策定料（1回限り）300点
                    ↓
              管理計画書
                    ↓ （同一医療機関内での
                       管理計画書提出は不要）

周術期の口腔機能管理を行う保険医療機関の歯科医師
                              管理報告書
```

周術期口腔機能管理料	管理実施医療機関	対象患者	算定
(Ⅰ) 190点	・医科歯科併設病院の歯科診療科 ・歯科病院 ・歯科診療所	・他の病院で外来または在宅で治療中の患者、同一の病院で外来または在宅で治療中の患者、他の医科病院に入院中の患者	・手術前に1回限り ・手術後は手術を行った月から3月以内に月3回まで
(Ⅱ) 300点	・医科歯科併設病院の歯科診療科 ・歯科病院 ※歯科診療所不可	・同一の病院に入院中の患者	・手術前に1回限り ・手術後は手術を行った月から3月以内に月2回まで
(Ⅲ) 190点	・医科歯科併設病院の歯科診療科 ・歯科病院 ・歯科診療所	・放射線治療または化学治療の治療期間中の患者	・放射線治療または化学治療を開始した月から月1回限り

（日歯社担資料より）

在宅・その他　処置

- 周術期専門的口腔衛生処置　80点

　周術期口腔機能管理料（Ⅰ）又は（Ⅱ）を算定した入院中の患者に対して、歯科医師の指示を受けた歯科衛生士が専門的口腔清掃を行った場合に、周術期口腔機能管理料（Ⅰ）又は（Ⅱ）を算定した日の属する月において、術前1回、術後1回に限り算定できます。なお、周術期専門的口腔衛生処置を算定した月には、機械的歯面清掃処置は、別に算定できません。

　訪問歯科診療を実施している患者にも算定でき、歯科衛生士が単独で訪問する場合にも算定できます。周術期口腔機能管理料を算定する日以外でも算定できます。

疾患・処置&保険請求

傷病名：食道がん　全顎P₁　口内炎

日付	歯式	処置内容	点数
4/2		初診	218
		○○病院△△医師より食道がんにより放射線治療を予定しており、周術期の口腔機能管理の必要性について評価実施の依頼を受けた。	
	7+7/7+7	歯周基本検査	200
		周術期口腔機能管理計画策定料	300
		診療情報提供料（Ⅰ）	250
4/12		再診	42
		4月5日放射線治療開始	
		周術期口腔機能管理料（Ⅲ）	190
	7+7/7+7	スケーリング	66+38×5
		機械的歯面清掃処置	60
		実地指	80
5/7		再診	42
	7+7/7+7	歯周基本検査	200
		周術期口腔機能管理料（Ⅲ）	190
		実地指	80
		口腔内全体に多発性の口内炎発現、SP	－
		処方料（【般】トリアムシノロンアセトニド軟膏0.1%　2g）	68+2
	3+3	再スケーリング	33
		放射線治療終了	
7/9		再診	42
	7+7/7+7	歯周基本検査	200
		歯管（1回目）	110
		実地指	80

知っておきたい
保険の知識

知っておきたい保険の知識

1 医療保険制度

　医療保険は、憲法第25条に「すべて国民は健康で文化的な最低限度の生活を営む権利を有する」とあり、国家がすべての国民の最低生活を全体として確保する政策の一つとして「医療保険」が位置づけられています。

*

　日本の医療保険制度は、職域・地域・年齢（高齢）によって加入する保険が異なります。

　大きく分けると、次のようになります。

1）農業や自営業を営む人が加入する「国民健康保険」（国保）

2）会社や工場、商店などで働く人が加入する「健康保険」（社保）

3）高齢者の長寿医療制度

　そして、健康保険の被保険者が業務以外の理由で病気やケガをしたときは、健康保険で治療を受けることができます。

　ただし、学校や仕事中の事故やケガなどは「医療保険」の取り扱いとは異なりますので注意が必要です。

*

　健康保険の療養の範囲は、次のとおりです。

①診察

②薬剤または治療材料の支給

③処置・手術、その他の治療

④在宅で療養する上での管理、その療養のための世話、その他の看護

⑤病院・診療所への入院、その療養のための世話、その他の看護

＊保険者＊

　健康保険事業を運営するために保険料を徴収したり、保険給付を行ったりする運営主体のことを「保険者」といいます。

　健康保険の保険者には、全国健康保険協会と健康保険組合の2種類があります。

　国民健康保険は、主として地方公共団体が運営していますが、一部職域もあります。

＊被保険者＊

　健康保険に加入し、病気やケガをしたときなどに必要な給付を受けることができる人のことを「被保険者」といい、保険料を支払っている本人のことをいいます。

＊被扶養者＊

　保険料を支払っている本人が扶養している家族のことをいいます。

知っておきたい保険の知識

2 保険診療を行う

1）保険診療を行うには、厚生労働省地方厚生局に、まず「保険医」の登録を行う必要があります。
2）医療機関を立ち上げた場合は、「保険医療機関」の申請を行い、その指定を受けなければなりません。
3）保険医療機関および保険医は、「保険医療機関および保険医療養担当規則」に従って一定の規約の中で診療を行うこととなります。
4）歯科診療に係る点数は「歯科点数表の解釈」によって算定することとなります。

◆「保険医療機関および保険医療養担当規則」（療養担当規則）

これは、「療養担当規則」と呼ばれ、保険診療を行う上でのバイブルと考えてよいでしょう。

この規則に則って保険診療を行わなくてはなりません。具体的に一部を要約すると、次のような内容となります。

①保険医療機関および保険医は、診療および指導については懇切丁寧に取り扱わなくてはなりません。
②一部負担金の受領については、必ず受け取らなくてはなりません。
（たとえ、家族や友人であっても受領することが義務づけられています）
③個別の費用ごとに区分した領収書を発行すること。
④患者の診療録については、5年間、その他X線、関係帳簿（日計表、予約簿、技工伝票等）などは3年間の保存が義務づけられています。

⑤保険医は、特殊な療法または新しい療法、また医薬品および歯科材料については、厚生労働大臣の定めるものの他は行ったり、使用してはならない取り扱いとなっています。

⑥各種の検査および投薬は、診療上必要があると認められた範囲内で行うこととなっています。

⑦歯科診療の具体的方針が示され、歯冠修復および欠損補綴について保険診療として認められている範囲が規定されています。

3 薬価基準、歯科材料価格基準

◆薬価基準

「厚生労働大臣が定める医薬品」として定められているのが、薬価基準といわれるものです。

薬価基準は、保険診療に使用できる医薬品の「品目表」と使用した場合の薬剤料算定のための「購入価格表」という二つの役割をもっています。

◆歯科材料価格基準

「厚生労働大臣が定める歯科材料」として定めているのが、歯科材料価格基準です。

これは、各診療行為ごとの使用歯科材料の標準使用量を勘案して点数が定められており、それにより算定することとなっています。

4 医療費の算定

◆医療費の算定の仕方

わが国の医療保険では、患者が一部負担金を支払い、残りの診療の費用については、医療機関ごとに審査支払機関(支払基金および国保連合会)を通じて保険者に請求し支払いを受けることとなっています。

わが国では「出来高払い」といって、それぞれの診療行為について点数(歯科点数表)を定め、その合計額を診療報酬として支払うこととしています。これを点数で表わし、1点当たり単価(1点10円)を乗じて請求額としています。

◆歯科点数表

歯科点数表は、次に掲げるものからなっています。

第1章　基本診療料

初診料あるいは再診料をいい、簡単な診療行為を包括的に評価したものです。

第2章　特掲診療料

基本診療料として一括して評価できない項目をひとつひとつ個別に評価したもの。

すなわち、検査、画像診断、処置、手術、歯冠修復等々の項目をいいます。

これらを合算したものが、診療報酬となります。

> 知識

＊再度新製する有床義歯の算定は、6ヵ月経過してから＊

　医療機関において、新たに有床義歯を作製する場合は、原則として前回有床義歯を作製してから6ヵ月を経過しないと新たな義歯は算定できない取り扱いとなっています。

　また、他院に転医した場合においても、
1）遠隔地への転居のため、通院が不能となった場合
2）急性の歯の疾患のため、喪失歯数が異なった場合等の特別な場合

を除き、6ヵ月以内においての再度の有床義歯の作製はできない取り扱いとなっていますので、注意が必要です。

　このため、保険医療機関は、被保険者証の療養給付記録欄に有床義歯に関する記載を励行するとともに、患者が理解しやすいように有床義歯の取扱いに関するポスターを受付窓口に掲示することが義務づけられています。

　しかしながら、現在のカード式の被保険者証には記載ができないことも事実です。

5 診療報酬明細書（レセプト）

　患者が診療を受けた場合は、本来ならその都度治療費を支払うものですが、医療保険の場合、個別の患者ごとに1ヵ月まとめて医療機関が請求し、後で保険者が治療費を医療機関に支払う仕組みになっています。

　医療機関は各自の診療録（カルテ）からその内容を一定の様式に記載して請求することになります。これを「診療報酬明細書」あるいはレセプトといいます。各患者ごとに1ヵ月の診療を1枚にまとめて請求することになります。したがって、数ヵ月にわたって行った診療行為を1枚のレセプトに記入して請求することはできません。

◆レセプトはどのような流れで保険者に行くのか

　1ヵ月のまとめられたレセプトは、毎月10日までに審査支払機関である支払基金あるいは国保連合会に提出します。そして審査委員会において審査が行われます。これからはオンライン請求の方向に向かっていきます。

【審査委員会】

　支払基金と国保連合会にそれぞれ設置されています。委員は学識経験者（国保は公益代表）、保険者代表、診療担当者の三者構成で組織されています。

　提出されたレセプトの中で、事務上の誤り（資格誤り等）、また請求内容に誤りおよび疑義を生じた場合においては、医療機関に対して返戻照会あるいは点数の査定が行われ、審査上問題のないレセプトとして保険者に送付されることとなります。したがって、医療機関にとっては、誤りのないレセプトを提出することが、迅速に支払いを受けられるということで、重要なこととなります。

6 行政の指導

1）新規指導
　新規に診療所を開設した際に受ける指導のことです。
2）集団的個別指導
　各都道府県単位で平均点数が比較的高い医療機関が集団で受ける指導です。
3）個別指導
　保険診療および請求を行うにあたって、理解度が低い保険医および医療機関が対象となって行われる指導です。
4）共同指導（特定共同指導）
　厚生労働省および各都道府県の地方厚生局が共同で行う指導です。
5）監査
　保険診療および請求において不正・不当と認められた保険医および医療機関が対象となる指導です。

> ＊関係帳簿の保存期間＊
> 「療養担当規則」により、診療録（カルテ）は診療完結から5年間、その他X線、技工伝票、予約簿、日計表等関係帳簿については、3年間の保存の義務があります。

7 混合診療の禁止

◆混合診療とは

　私たちが行う一連の診療において、保険診療と保険外診療を併用して行うことを混合診療といいます。

　しかしながら、わが国においてはこの混合診療は現時点では、原則禁止されています。

　簡単な例でいうと、保険診療を行いながら、暫間被覆冠（TEK）の費用を別途患者さんから徴収することは、禁止されているということです。

　ただし、次の2点については特別に混合診療が認められるルールとなっています。

1）健康保険法では、保険外併用療養費制度を設け、「評価療養」と「選定療養」について例外的に、上乗せ額の支払いを受けることを認めています。

　現在では、総義歯金属床（等）が「選定療養」の対象となっています。

2）歯科においては「51年管理官通知」というものがあり、メタルボンド・金属床義歯等については、ある時点までの保険診療と自費診療の併用が認められているものもあります。

　すなわち、自費の補綴物（メタルボンド、ゴールドクラウン等）については根管充填までは保険診療として請求することができます。

　非常にわかりにくいのですが、これらは混合診療とはなりません。

知識

8 診療録の記載

歯科診療録

公費負担者番号						保険者番号						
公費負担医療の受給者番号						被保険者手帳	記号・番号			・		
							有効期限	平成	年	月	日	

受診者	氏 名	①	被保険者氏名	
	生年月日	明大昭平 ② 年 月 日生 ③男・女	資格取得	昭和平成 年 月 日
	住 所	④ 電 ⑤ 局 番	事業所（船舶所有者）	所在地 電話 局 番 名 称
	職 業	⑥ 被保険者との続柄	保険者	所在地 電話 局 番 名 称

部位	傷病名	職務	開始	終了	転帰	
⑨	⑩	上・外	⑪年 月 日	⑫年 月 日	⑬	⑧ 歯式図（上下・左右）
		上・外	年 月 日	年 月 日		
		上・外	年 月 日	年 月 日		
		上・外	年 月 日	年 月 日		
		上・外	年 月 日	年 月 日		
		上・外	年 月 日	年 月 日		〔主訴〕その他摘要 ⑦
		上・外	年 月 日	年 月 日		
		上・外	年 月 日	年 月 日		

傷病名	労務不能に関する意見	意見書交付	入院期間
	意見書に記入した労務不能期間 自 月 日 至 月 日 日間	年 月 日	自 月 日 至 月 日 日間
業務災害又は通勤災害の疑いがある場合は、その旨			
備 考			

[1号用紙]

月 日	部 位	療 法・処 置	点 数	負担金徴収金
①	②	③	④	⑤

[2号用紙]

診療録1号用紙

1. 問診票の活用

　問診票には診療録に記載すべき①〜⑥の患者氏名、生年月日、性別、住所、連絡先、職業等、また、来院動機である主訴や現病歴、既往歴、服薬状況など、その他、診療開始に際して必要な項目を記入するようになっていることが多いと思われます。このような項目が記載されている問診票を診療録に添付することで、主訴欄⑦までの診療録記載を省略することが可能となります。

2. 歯科疾患管理料の用紙の活用⑧

　歯科疾患管理料算定に際しては口腔内所見を記入し患者に文書提供することになっていますが、初診時にこの用紙を記入した場合、この欄についても、歯科疾患管理料の文書提供の控えを診療録に添付することで診療録の口腔内所見欄の記入が省略できます。

3. 部位欄⑨、傷病名欄⑩

　部位、傷病名欄については同一疾患名であれば同じ部位欄に記入することになります。

　なお、この際の病名については、歯科医学的病名(診療録用の略称)を記載することになります。

4. 診療開始日⑪、終了日⑫、転帰⑬欄

診療録2号用紙を見ればこれらの項目は明らかですが、一目見るだけで、1口腔の治療状況を把握するためにもこの欄に記入してください。

診療録2号用紙
1. 日付欄①

日付欄には患者の受診月日を記載します。

2. 部位欄②

部位欄には診療対象となった部位を記載しますが、同じ診療行為を行った部位はまとめて記載することになります。

3. 療法・処置欄③

診療録の療法・処置欄については歯科診療の具体的内容の記録とともに診療報酬請求の根拠となる記載が必要となります。

■初診の場合、2号用紙の療法・処置欄③に、問診票では十分でない患者さんの状況を記載します。

具体的には、主訴、口腔内状況や患者の現病歴や既往歴、生活環境などを記載します。

その上で、診断計画や治療計画を立案し、患者に説明することになります。これらの内容をこの療法・処置欄に記載し、その要点を歯科疾患管理料算定の際には提供文書に記載することになります。

■再診時にはS（Subjective：患者の自覚症状や訴え）、O（Objective：歯科医師の他覚的所見）、A（Assessment：治療効果などの考察）、P（Plan：今後の治療計画またはPractice：治療行為）に沿って記載してください。

知っておきたい保険の知識

■療法・処置記載上の留意点

1）独自の略称・用語は使用せず、だれでも読める字で記入する

2）空行を作らない。また、同一行に2段記載や欄外記載はしない

3）診療行為順に記載する

4）指導・管理を行った場合には、その要点（文書提供を行った場合には複写文書の添付）を記載する

5）検査（画像診断も同様）を行った場合には、検査方法、検査材料、検査結果を記載する

6）投薬を行った場合には、薬剤名、規格単位、用法・用量および1日の投薬量、投与日数、服用方法を記載する

7）処置・手術に関しては、処置または手術内容、術式、使用材料、使用薬剤等を記載する

8）歯冠修復、欠損補綴に関しては、術式、使用材料、使用薬剤、使用金属等を記載する

9）自費に移行した場合には、その旨を記載し、別に自費の診療録を作成する

4. 点数欄④

診療報酬請求点数を診療行為ごとに記載し、できればその上で1日分を合計して記載します。

5. 負担金徴収額欄⑤

保険証（医療証）に記載された割合、患者の負担金を（円の位を四捨五入して記載します。この際に患者さんの所持金不足等で請求金額と実際の徴収金額に差がある場合には、実際の徴収金額も併せて記載します。

9 基本診療料

基本診療料

基本診療料（初・再診料）には、簡単な診療行為（消炎、鎮静を目的とする理学療法、口腔軟組織の処置、単純な外科後処置、口角びらんの処置）が包括されています。平成22年からスタディモデルも包括されました。

◆初診料　218点

■初診料

初診料が算定できない旨の規定がある場合を除き、患者の傷病について歯科医学的に初診といわれる診療行為があった場合に、初診料を算定します。

なお、同一の保険医が別の医療機関において、同一の患者について診療を行った場合は、最初に診療を行った医療機関において初診料を算定することとなります。

■違和の主訴により診療した結果、疾病が認められなかった場合においても初診料の算定はできます。（傷病名欄には、「○○の疑い」とします）

■学校健診等、自他覚症状がなく、健康診断を目的とする受診により疾患が発見された患者について、当該保険医がとくに治療の必要性を認め治療を開始した場合には、初診料は算定できません。

ただし、当該治療（初診料を除く）については、医療保険給付対象として算定できます。

> ＊歯科診療報酬点数表＊
> 　歯科において保険診療を行う場合、基本診療料と特掲診療料の合算により算定することとなり、一人の患者について療養の給付に要する費用は、点数の総計に10円を乗じて得た額となります。

■健康診断で疾患が発見された患者が、疾患を発見した保険医以外の保険医において治療を開始した場合には、初診料を算定できます。ただし、当該疾患を発見した保険医の属する保険医療機関では算定できません。

■診療継続中に他の疾患で初診を行った場合

　1傷病の診療継続中に他の傷病が発生して初診を行った場合は、それらの傷病にかかる初診料は、併せて1回とし、第1回の初診のときに算定します。

■診療中止後1月以上経過した場合

　患者が任意で診療を中止し、1ヵ月以上経過した後、再び同一保険医療機関において診療を受ける場合には、歯周病などの慢性疾患を除き、その診療が同一病名または同一症状によるものであっても、その際の診療は初診として取り扱います。1ヵ月の期間の計算は、例えば2月10日〜3月9日ということになります。

■欠損補綴を前提とした抜歯で抜歯後印象採得まで1ヵ月以上経過した場合、歯周疾患等の慢性疾患である場合であって、明らかに同一の疾病または負傷であるとされる場合の診療は、初診と算定できません。

■歯科疾患管理料を算定した場合、管理計画に基づく一連の治療が終了した日から起算して2ヵ月以内は再診として取り扱い、2ヵ月を超えた場合は初診として取り扱います。

◆初診料の加算について
■乳幼児加算（40点）

　6歳未満の乳幼児に対して保険医療機関が初診を行った場合は、所定点数（218点）に40点を加算できます。

　ただし、当該患者が時間外加算（125点）、休日加算（290点）、深夜加算（620点）を算定する場合においては、40点の加算は算定できません。

■歯科診療特別対応加算（175点）

　著しく歯科診療が困難な者に対して初診を行った場合は、所定点数（218点）に175点を加算できます。

「著しく歯科診療が困難な者」とは、
①脳性麻痺等で身体の不随運動や緊張が強く体幹の安定が得られない状態
②知覚発達障害により開口保持ができない状態
③治療の目的が理解できず治療の協力が得られない状態
④重度の喘息患者で頻繁に治療の中断が必要
⑤日常生活に支障を来すような症状・行動や意思疎通の困難さが頻繁にみられ、歯科受診に際して家族等の援助を必要とする
⑥これらに準ずる状態
にある患者をいいます。

知っておきたい保険の知識

■歯科診療特別対応地域支援加算（100点）

■時間外加算（85点）、休日加算（250点）、深夜加算（480点）

　6歳以上の患者に対して保険医療機関が表示する診療時間以外の時間（深夜は午後10時から午前6時まで）において初診を行った場合には、所定点数にそれぞれを加算できます。

　時間外であれば　218点＋　85点
　休日であれば　　218点＋250点
　深夜であれば　　218点＋480点

■歯科外来診療環境体制加算（28点）

　地方厚生局に届け出が必要ですが、口腔外バキュームを備えており、かつAEDの装置等の施設基準を備えている保険医療機関においては、初診料に歯科外来診療環境体制加算（28点）ができます。

◆再診料　42点

■再診料は、再診の都度、算定します。

■歯冠修復または欠損補綴において、一連の行為のために同一日に2回以上の再診を行った場合においても1回の算定となります。
（義歯修理のために、1日に二度来院した場合にあっては、再診料は1回の算定となります）
（抜歯を行い、同日に後出血のため来院した場合については、再診料は2回の算定ができます）

■6歳未満の乳幼児に対する再診料の加算　10点

知識

6歳未満の乳幼児に対して再診を行った場合は、再診料42点に10点の加算ができます。時間外の場合は、時間外75点、休日加算200点、深夜加算530点となります。

■著しく歯科診療が困難な者に対する再診料の加算
　　　　　　　　　　　　　　　　175点

■6歳以上の患者に対する再診時の時間外加算
　時間外加算　　65点
　休日加算　　　190点
　深夜加算　　　420点

■再診時歯科外来診療環境体制加算（2点）
　歯科外来診療環境体制加算を算定する医療機関のみ。

■明細書発行体制等加算（1点）（再診料に加算）
　地方厚生局へ届け出が必要ですが、レセプトオンライン請求を行っている医療機関（MOなどの電子媒体での請求でも可）は、明細書発行体制等加算1点が再診料に加算できます。

再診料（電話再診料を含む）の加算例

再診料、TEL再診療のみの場合　42点
再診料(含むTEL) ＋ 乳 ＋ 特　　　42点＋10点＋175点
再診料(含むTEL) ＋ 乳 深夜　　42点＋530点
再診料(含むTEL) ＋（乳 休日）＋ 乳 深夜　42点＋(0点)
　　　　　　　　　　　　　　　　　　＋530点
再診料(含むTEL) ＋（時間外）＋休日　42点＋(0点)
　　　　　　　　　　　　　　　　　　＋190点
・休日加算と時間外加算または深夜加算との重複は認められない

知っておきたい保険の知識

⑩ 医学管理

◆歯科疾患管理料　　110点

　医学管理料の中に歯科疾患管理料があります。

　歯科疾患管理料とは、歯科疾患（う蝕、歯肉炎、歯周炎、等）に罹患している患者に対して、口腔を一単位としてとらえ、患者とともに継続的な口腔管理に加えて、病状が改善した疾患等の再発防止および重症化予防のために、管理計画書を作成し、患者にその内容について説明を行った場合に算定できます。

　この歯科疾患管理料を算定するには、細かなルールがありますので注意して算定することが大切です。

■もっとも重要なことは、患者に情報提供することです。

■歯科疾患管理料は、初診日の属する月から起算して2ヵ月以内の期間において管理計画書を提供した場合に算定できます。

　1回目の歯科疾患管理料を算定していないと、2回目以降の同管理料は算定できない取り扱いになっていますので、注意が必要です。

■管理計画書は、初診時に提供した後、管理計画に変更のない場合は4ヵ月を超える日までに1回以上提供することとなっています。

■歯科疾患管理料の算定にあたっては、管理計画書の写しをカルテに添付しておきます。

知識

■管理計画書は次の内容が記載されたものをいいます。
①管理計画書の提供年月日
②患者またはその家族が記入する歯科疾患と関連性のある生活習慣の状況、生活習慣の改善目標
③患者の基本状況(全身の状態、基礎疾患の有無、服薬状況)
④口腔内の状態(プラークおよび歯石の付着状況、歯および歯肉の状態)
⑤必要に応じて実施した検査結果(X-Ray検査、歯周病検査およびその他の検査)
⑥治療方針の概要
⑦保険医療機関名
⑧担当歯科医師名

■主訴に関する管理を開始すれば歯管の算定はできますが、2回目以降に歯周病に関する管理も行う場合には、歯周病の検査を行い、改めて文書提供が必要です。

■管理計画書に基づく治療(歯科疾患管理料を算定した患者)終了日から起算して2ヵ月を経過するまでは、新たな初診料は算定できない取り扱いとなっています。(2ヵ月が経過すれば初診料が算定できることになります)

■歯科疾患管理料は、義歯管理料を算定している患者に対しても算定できます。(ただし、欠損「MT」病名のみでなく他の病名の併記が大事です)
　しかしながら、無歯顎の患者の総義歯にかかる管理のみを行っている場合については、原則歯科疾患管理料の算定はできない取り扱いとなっています。

知っておきたい保険の知識

　ただし、軟膏等薬剤による治療が必要な口腔粘膜疾患等を有している患者で、現に歯科疾患に係る治療を行って管理を必要とする場合は、算定できます。

◆**機械的歯面清掃**
（医学管理から処置へ移行）

■歯周疾患に罹患し、歯科疾患管理料を算定した患者に対して、歯科衛生士および歯科医師が機械的歯面清掃処置を行った場合は、月1回に限り所定点数60点を算定できます。ただし、当該点数を算定した翌月は算定できません。（2ヵ月に1回ということです）

■機械的歯面清掃処置とは、歯科医師または歯科衛生士が、切削回転器具（エンジン等）および研磨用ペーストを用いて行う歯垢除去等をいいます。

◆**歯科衛生実地指導料1　　80点**
　歯科衛生実地指導料2　100点（地域歯科診療支援病院歯科）

　う蝕または歯周疾患に罹患している患者に対して、主治の歯科医師の指示に基づいて歯科衛生士が、直接口腔内で15分以上の実地指導を行ったうえで、当該指導内容にかかる情報を文書により提供した場合に、月1回に限り算定します。

　歯科衛生実施指導料2については（p.96）を参照してください。

■歯科衛生実地指導料は、次の事項について15分以上実施した場合に算定します。

①歯および歯肉等口腔状況の説明
②プラークチャートを用いたプラークの付着状況の指摘および患者自身によるブラッシングを観察したうえでのプラーク除去方法の指導
③家庭においてとくに注意すべき療養指導

■情報提供文書は、次のとおりです。
①指導内容
②プラークの付着状況結果
③指導の実施時刻（開始時刻と終了時刻）
④保険医療機関名
⑤当該指導にかかる指示を行った歯科医師および当該指導を行った歯科衛生士の署名

■当該指導を行った場合は、主治の歯科医師に報告するとともに、患者に提供した文書の写しを歯科衛生士業務記録簿に添付します。

■歯科医師は歯科衛生士に療養上必要な指示を出し、歯科衛生士に行った指示内容等の要点をカルテに記載し、歯科衛生士は行った指導内容を業務記録簿に記載することとなっています。

■歯科衛生実地指導料を算定した保険医療機関は、毎年7月1日現在で名称、開設者、常勤非常勤ごとの歯科衛生士数等を地方厚生局に報告することとなっています。

◆有床義歯管理料
■新製有床義歯管理料（義管A）　150点
　新製有床義歯管理料は、新たに製作した有床義歯を装

着した月に、有床義歯の適合性等について検査を行い、併せて患者またはその家族に対して取り扱い、保存、清掃方法等について必要な指導を行った上で、その内容を文書により提供した場合に、1回に限り算定します。

■有床義歯管理料（義管B）　70点
　有床義歯管理料は、新たに製作した有床義歯を装着した場合、装着から2ヵ月目、3ヵ月目において、有床義歯の離脱、疼痛、嘔吐感、嚥下時疼痛等の症状の有無に応じて検査を行い、併せて患者に対して義歯の状態を説明した場合に算定します。
　また、旧義歯において調整等を行った場合においても有床義歯管理料が算定できます。

■有床義歯長期管理料（義管C）　60点
　有床義歯長期管理料は、咬合の回復を図るために検査を行い、併せて義歯の適合を図るための管理を行った場合に、同一初診内であって有床義歯装着月から4ヵ月以上1年以内の期間において月1回に限り算定できます。

■有床義歯調整管理料（義調）30点
　有床義歯調整管理料は、有床義歯管理料を算定する患者について、有床義歯管理料を算定する月と同一月において、義歯の調整の管理を行った場合に、月2回を限度に算定できます。ただし、有床義歯管理料を算定した日には算定ができません。
　（有床義歯管理料算定日と日を異にした日に調整を行った場合に、算定できます）

⑪ 歯科一般検査

◆電気的根管長測定検査（EMR）　30点

電気的根管長測定検査は、電気抵抗を応用して根管長を測定するもので、1歯につき1回算定するものであり、2根管以上を有する歯については1根管増すごとに15点を加算します。（3根管であれば60点）

◆細菌簡易培養検査（S培）　60点

細菌簡易培養検査は、感染根管処置後の根管貼薬処置期間中に根管充填の時期を判断するために行った場合、1歯1回につき算定します。

◆歯周病検査

残存歯数により、所定点数は異なります。

①歯周基本検査（50、110、200）点

1点法以上の歯周ポケット測定および動揺度検査を行った場合に算定します。

②歯周精密検査（100、220、400）点

4点法による歯周ポケット測定、プロービング時の出血の有無、歯の動揺度、プラークチャートを用いてプラークの付着状況を検査した場合に算定します。

※ 1ヵ月以内に歯周病検査を2回以上行った場合は、第2回目以降の検査については半分の点数で算定します。
※ 歯周外科手術を行う場合には、歯周精密検査が必要となります。

③混合歯列期歯周病検査　40点

歯肉の発赤・腫脹の状態および歯石沈着の有無を確認し、プラークチャートを用いたプラークの付着状況を検査

した上で、歯周組織の状態や歯牙年齢等を勘案し、プロービング時の出血、歯周ポケット測定のいずれか1つ以上の検査を行った場合に算定します。

◆スタディモデル

スタディモデルとは、患者の口腔内状況について、咬合関係、歯および歯周組織検査の状態等を立体的に検査するものをいいます。

◆口腔内写真検査　1枚につき10点

歯周病検査を行った場合、プラークコントロールの動機づけを目的として、歯周疾患の状態を患者に示したときに、1回につき5枚を限度に算定します。

◆平行測定検査

- 支台歯とポンティックの数の合計が5歯以下の場合　　　　　　　　　　　　　　　　　　　　　　　　　50点
- 支台歯とポンティックの数の合計が6歯以上の場合　　　　　　　　　　　　　　　　　　　　　　　　100点

平行測定検査は、ブリッジの支台歯形成にあたり、平行測定を行った場合に算定します。

◆顎運動関連検査　380点

顎運動関連検査とは、ゴシックアーチ、チェックバイト等を行った場合に、欠損補綴物1装置につき1回の算定となります。

少数歯欠損の症例において顎運動関連検査を実施した場合には、患者の咬合状態および当該検査の必要性について、レセプトの摘要欄に記載する必要があります。

12 歯周病安定期治療

◆歯周病安定期治療（SPT）　300点

■算定要件
1）歯科疾患管理料を算定している中等度以上の歯周病患者で歯周病治療後に一時的に病状が安定した状態
2）基本的には3ヵ月に1回ですが、ただし、歯周病安定期治療の治療間隔の短縮が必要とされる以下の場合については、3月以内の間隔で実施した歯周病安定期治療の費用は月1回に限り算定できます。なお、この場合、実施する理由（イ．歯周外科手術を実施した場合は除く）、全身状態等を診療録に記載すること。また、ロまたはハに関しては主治の医師からの文書を添付すること。
イ．歯周外科手術を実施した場合
ロ．全身疾患の状態により歯周病の病状に大きく影響を与える場合
ハ．全身疾患の状態により歯周外科手術が実施できない場合
ニ．侵襲性歯周炎の場合
3）算定時期は、歯周基本治療終了後以降（SRP・PCur・歯周外科終了後）

■歯周病安定期治療（SPT）の対象
1）中等度以上の歯周病患者
　　骨吸収が根の長さの1/3以上
　　歯周ポケットが4mm以上
　　根分岐部病変（軽度を含む）を有するもの
2）一時的に病状安定

知っておきたい保険の知識

　歯周病検査4の検査結果で、歯周組織の一部に病変が進行停止して病状が安定している歯周ポケット、根分岐部の残存、歯の動揺が認められる状態

■歯周病安定期治療後に算定できるもの
1)歯科疾患管理料
2)機械的歯面清掃処置(SPT算定日は不可)
3)実地指
4)歯周病検査
5)咬合調整
6)歯周外科手術(所定点数の30/100)
7)暫間固定
8)歯周ポケット内への薬剤注入(特定薬剤・ペリオクリン等)
　　ただし、P処の算定は不可
9)歯冠修復及び欠損補綴処置は可

■歯周病安定期治療開始後に算定できないもの
1)歯周基本治療
2)歯周疾患処置(P処)
3)歯周基本治療処置(P基処)

13 麻酔

◆**麻酔料**　　伝達麻酔　42点
　　　　　　　浸潤麻酔　30点

■浸潤麻酔はどのようなときに算定できるか
　浸潤麻酔においては、原則的に120点以上の診療行為については算定できない取り扱いとなっていますが、それ以外にも下記のような取り扱いとなりますので注意してください。
①手術
②点数が120点以上の処置および、とくに規定する処置（歯周基本治療等）
③歯冠形成（生活歯歯冠形成、失活歯歯冠形成、窩洞形成）の所定点数には、浸潤麻酔の点数は含まれており、算定できない取り扱いとなっています。

■う蝕症または象牙質知覚過敏症等の歯に対する所定点数が120点未満の処置に浸潤麻酔を行った場合の費用は、術野または病巣を単位として所定点数により算定します。

■6歳未満の乳幼児または著しく歯科診療が困難な者に対して麻酔を行った場合は、当該麻酔の所定点数に1.5倍を乗じた点数となります。

14 投薬

投薬の費用は、①調剤料、②処方料、③薬剤料、④薬剤情報提供料により算定します。

◆調剤料

内服薬・浸煎薬・頓服薬については9点
外用薬については6点

◆処方料　42点

内服薬の投薬が6種類以下の場合
または外用薬・頓服薬のみの投薬の場合は42点を算定します。

3歳児未満の乳幼児には3点を1回の処方につき加算します。

◆薬剤料：薬剤料の算出法

〔（内服・浸煎薬の1日分の薬価）－15円〕÷10円＋1点
〔（頓服薬の1回分の薬価）－15円〕÷10円＋1点
〔（外用薬の1調剤分の薬価）－15円〕÷10円＋1点
　　　　　　　1点未満の端数は切り上げます

◆薬剤情報提供料　10点

処方した薬剤の名称、用法、用量、効能、効果、副作用、相互作用に関する情報を文書により提供した場合に算定できます。

処方の内容に変化があった場合には、その都度算定できますが、内容に変化がない場合は、1回の算定となりますので注意してください。

知識

◆処方せん料

保険薬局において、調剤を受けるために処方せんを交付した場合に算定します。

歯科においては、
① 7種類以上の内服薬の投薬を行った場合　40点
② ①以外の場合　　　　　　　　　　68点

・3歳児未満の処方せん交付の場合、3点を加算します。
・薬剤の一般的名称を記載する処方せんを交付した場合、処方せんの交付1回につき2点を加算します。

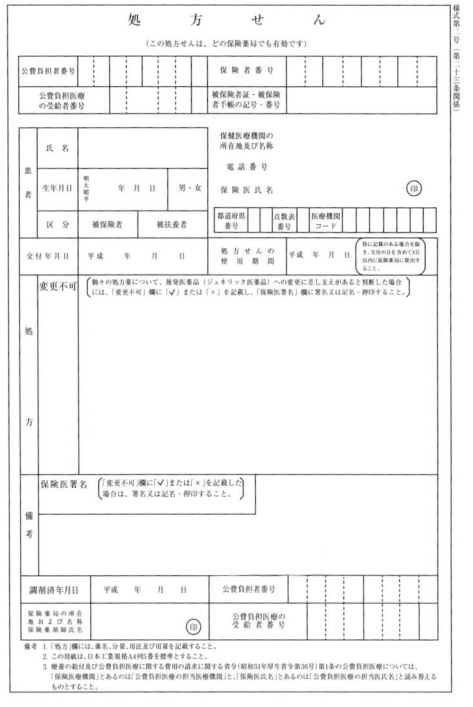

処方せん発行にあたり、投薬剤の変更をしない場合、変更不可欄に「✓」または「×」を記載し、保険医の署名をする。

295

15 X線検査

X線は表のように診断料、撮影料、フィルム料を合算した点数により算定する取り扱いとなっています。(カッコ内はデジタルの場合：デジタルの場合はフィルム料が0になる)

	診断料	撮影料	フィルム料	計
単純 標準型（デンタル） （デジタル加算）	20 (+10)	25 28	2.8 (−2.8)	48 (58)
特殊 パノラマ （デジタル加算）	125 (+95)	180 182	11.5 (−11.5)	317 (402)

単純撮影の場合、2枚目以降は診断料が1/2になるため、標準型は38点（デジタル48点）となります。

- 画像診断：単純撮影（フィルム料を含む）（　）の点数は症状確認

標準型 48（38）	咬合型 59（49）	全顎10枚法 438 (358)
小児型 47（37） 48（38）	咬翼型 59（49）	全顎14枚法 449 (369)

※3歳未満の乳幼児には撮影料15/100加算

- 歯科用3次元X線断層撮影

歯科用X線撮影およびパノラマ断層撮影では診断が困難な症例において、より精度の高い診断が可能となる歯科用3次元X線断層撮影装置を用いることが認められます。

撮影料　600点
診断料　450点

16 在宅医療

在宅医療の請求については複雑な部分がありますので、ここではその一部を解説します。

◆歯科訪問診療料

在宅と施設の区別はなくなり、訪問先が患者1人の場合は歯科訪問診療1を算定し、複数患者の場合は歯科訪問診療2を算定します。

歯科訪問診療料1　850点
歯科訪問診療料2　380点

ただし、この歯科訪問診療料を算定した場合には、併せて通常の初診料あるいは再診料の算定はできません。

◆歯科訪問診療料1

同一の建物に居住する通院困難な患者1人を建物の屋内にて20分以上診療を行った場合。20分未満の場合は歯科訪問診療を算定せず、初・再診料で算定します。ただし、20分未満であっても患者の容態が急変した場合は歯科訪問診療料1の算定可。
(イ) 患者の求めに応じた歯科訪問診療
(ロ) 歯科訪問診療が継続的に必要と認められた患者（1人に限る）に訪問診療を行った場合に算定します。

◆歯科訪問診療料2

同一の建物に居住する通院困難な複数患者に対し建物の屋内にて20分以上診療を行った場合。したがって2名以上の患者でそれぞれ20分以上治療した場合は、380×人数となります。

知っておきたい保険の知識

　また、2人目以降の患者で20分を超えない者については、歯科訪問診療料2を算定せず、通常の初診料または再診料を算定することとなります。ただし、20分未満であっても患者の容態が急変した場合は歯科訪問診療料2の算定可。

■歯科訪問診療料1・2を算定する患者について、診療時間が1時間を超えた場合は、30分またはその端数を増すごとに、所定点数に100点を加算します。

■著しく歯科診療が困難な者に対して歯科訪問診療料を行った場合は、175点を所定点数に加算できます。

	同一の建物において	
	・20分以上 ・容体急変による20分未満	20分未満
患者1人	歯科訪問診療1　850点	初・再診料
複数	歯科訪問診療2　380点	

◆在宅患者等急性歯科疾患対応加算

　歯科訪問診療を行うに当たって、切削を伴う処置、手術、歯冠修復または欠損補綴が必要な場合に即応できるように切削器具および周辺装置を常時訪問先に携行している場合には、当該点数を1日につき加算できます。実際に切削器具を使用しなくても携帯していれば算定できます。急性対応を算定する場合は、切削器具名のカルテ摘要欄への記載が必要です。

1）同一建物　1人　　　　170点
2）同一建物　2～5人　　85点
3）同一建物　6人以上　　50点

知識

◆歯科訪問診療補助加算
　在宅療養支援歯科診療所に属する歯科衛生士が歯科訪問診療に際して診療の補助を行った場合に算定します。
1）同一建物　1人　　　　110点
2）同一建物　2人以上　　45点

◆訪問歯科衛生指導料
1）複雑なもの　　360点
　　患者と1対1で20分以上歯科衛生指導を行った場合
2）簡単なもの　　120点
　　イ.複数の患者に対し、1回の指導時間が40分を超える場合
　　ロ.1人の患者に対し、指導時間が20分に満たない指導の場合

　訪問歯科衛生指導料とは、
■歯科訪問診療を行った歯科医師の指示に基づき、歯科衛生士が訪問して患者またはその家族に対して、口腔内での清掃または有床義歯の清掃に係る実地指導を行った場合、患者1人につき、月4回に限り算定できます。

■訪問歯科衛生指導料を算定した患者については、通常の歯科衛生実地指導料は算定できません。

■歯科疾患在宅療養管理料（月1回）
　（訪問診療における歯科疾患管理料と考えればよいでしょう）歯管と異なり、欠損病名であっても算定できます。
　　在宅療養支援歯科診療所の場合　　140点
　　　　　　　（口腔機能管理加算　50点）
　　その他の場合　　　　　　　　　　130点

知っておきたい保険の知識

職業・年齢等に応じた医療保険制度

わが国の医療保険制度には、職域・地域、年齢（高齢・老齢）に応じて次の種類がある。

	制度		被保険者
医療保険	健康保険	一般	健康保険の適用事業所で働くサラリーマン・OL（民間会社の勤労者）
		法第3条第2項の規定による被保険者	健康保険の適用事業所に臨時に使用される人や季節的事業に従事する人等（一定期間をこえて使用される人を除く）
	船員保険（疾病部門）		船員として船舶所有者に使用される人
	共済組合（短期給付）		国家公務員、地方公務員、私学の教職員※
	国民健康保険		健康保険・船員保険・共済組合等に加入している勤労者以外の一般住民
退職者医療	国民健康保険		厚生年金保険など被用者年金に一定期間加入し、老齢年金給付を受けている65歳未満等の人
高齢者医療	長寿医療制度（後期高齢者医療制度）		75歳以上の方および65歳〜74歳以上で一定の障害の状態にあることにつき後期高齢者医療広域連合の認定を受けた人

知識

保険者	給付事由
全国健康保険協会、健康保険組合	業務外の病気・けが、出産、死亡（船保は職務上の場合を含む）
全国健康保険協会	
政府（社会保険庁）	
各種共済組合	病気・けが、出産、死亡
市（区）町村	病気・けが
市（区）町村	病気・けが
後期高齢者医療広域連合	病気・けが

歯科疾患管理料(歯周疾患関連)の要点・具体例

来院の都度、(1)病状や治療についての説明、教育指導 (2)実地指導 (3)病状の経過 (4)臨床所見 (5)その評価のうち必要な

指導管理の項目
1. 歯周疾患の原因・進行状況・予後について ①歯垢(プラーク)・バイオフィルム・歯石との関係 ②歯列不正との関係 ③食片圧入、不良補綴物 ④外傷性咬合、歯ぎしり等の悪習癖 ⑤全身疾患、遺伝的要素との関係、等
2. その日の検査・治療の説明について ①プラークの付着状況 ②歯周ポケット ③X線像 ④治療内容と予後、等 ⑤処置とその後の注意、等
3. 歯の清掃指導 ①歯ブラシの選択と適正使用方法 ②歯頸部の清掃法 ③歯ブラシの乱用による障害 ④歯間空隙の清掃法 ⑤最後臼歯遠心面の清掃 ⑥歯列不正の清掃法、等
4. マッサージの指導 ①歯ブラシによるマッサージ法 ②顔面のマッサージ法
5. 全身療法の指導 ①食事療法 ②生活指導、等
6. 全身疾患との関係との指導 ①糖尿病 ②血液疾患 ③女性の性周期に伴う変化、等
7. 生活の指導 ①規律ある生活の励行 ②調和のとれた食生活 ③精神的平衡との関係、等

事項を行いカルテに記載します。

具体的内容例
(普段、診療しながら患者さんに話している要点を記載・画一的にならないように)

※歯周病は、ほとんどの場合プラーク中の細菌感染が原因で始まります。プラーク、バイオフィルムや歯石が歯周病原細菌の繁殖の温床となってしまうので、まず口腔清掃を徹底し、それらを除去することが今後の治療として一番重要です。

※不良補綴物、歯列不正、口呼吸等が口腔清掃をやりにくくしたりプラークを付着・増加させる因子となり、歯周病を悪化させます。

※咬合性外傷と歯周病が合併していると歯周病は急速に進行します、等

※プラークスコア(清掃度合)が極度に悪い。全体的に歯周ポケットが深く、プロービングによる易出血性もほぼ全歯に認められる。

※SRP・PCurにより前歯部以外はポケット改善。今後上顎前歯部FOpを予定。

※全体に中等度の水平骨吸収。|24に根尖病巣、|6 遠心にう蝕、等

※朝食後は必ず磨くようにしてください。寝ている間は唾液の出が悪くなり、細菌の活動が活発になります。就寝前は特によく磨くようにしましょう。

※強い横磨きだけはしないでください。お話しした磨き方でなるべく力を抜いて磨くようにしましょう。

※洗面所で立ったまま磨くよりも、イスに座ったり、湯船に浸かっているときなどに磨きましょう。テレビを見ながら等の「ながら磨き」も一法です。

※唾液と口臭の関係について
歯磨きで出血するような歯茎からは、膿が出て唾液がネバネバしてきて、口臭が強くなります。歯茎がよくなってくると、もっとサラサラした唾液になってきます、等

※偏食をなくしバランスのとれた食事を摂るよう指導。
※間食の取り方と規則正しい食生活(朝食を抜かず3食しっかり摂るように等)
※喫煙や過度の飲酒等の弊害を指導。

※糖尿病等は細菌に対する抵抗力を弱め、歯肉の炎症を進行させます。近年では糖尿病の原因の一つとして歯周病が取り上げられています。

※妊娠性歯肉炎の発生とブラッシングの重要性について
妊娠によるホルモン変化は口腔内に作用しますが、プラークが存在しなければ歯肉炎にはなりません、等

※過労は歯周病のみならず万病のもとです、適度の休養が必要です。
※過度の緊張と不安・イライラや怒り等も免疫力を低下させるため、歯周病によくありません、等

歯科衛生実施指導料の指示内容・記載例

		歯科医師指示内容
歯ブラシ	ブラシの持ち方	
	磨く力	
	ブラシの当て方	
	ブラシの当て方	
	上手な磨き方	
	歯磨きの順番	
	電動ブラシ使用上の注意	
	歯磨きの時間	
磨き残しチェック	磨き残しチェック	
	染め出し除去	
	チェック	

口腔内実地指導内容（歯科衛生士業務記録簿）
歯ブラシは握りしめないで、ペンを持つような感じにしてください。
プラークはゴシゴシ磨かなくても十分取れます。磨きすぎはかえって歯茎を痩せさせたり、境目の根が削れたりして汚れがつきやすくなったりしみるなどの弊害が出ることがありますので注意しましょう。
歯の表面に対して歯茎に向けて45°ぐらい傾けて、毛先が歯と歯茎の境目に当たるようにしてください。このときに、ほっぺたや唇の力を抜くように心がけましょう。
磨いたつもりでも磨けていないことはよくあります。慣れるまでは、歯ブラシの毛先がどこに当たっているか手鏡等で十分に確認してください。
上手なプラークコントロールのためには漫然とした歯磨きではなく、今、どの歯を磨いているか、歯ブラシの毛先がどこに当たっているかなどを意識することが大切です。
意識して順番を決めないと、磨きやすい同じところばかりを磨いている方が多いようです。例えば、右上奥歯のほっぺた側から順番に左上に向かって。次に左上奥歯の裏側から右上の奥歯に向かって進めて下さい。下あごも同様に決められた順番を習慣づけて下さい。
歯面に当てたら1ヵ所につき5〜7秒程度手を動かさないようにしてください。自動的に毛先が動いているので、その上にブラシを動かすと強く当たりすぎ、歯肉を傷つける原因となります。
しっかり磨くには、歯ブラシだけでも5分程度かかります。テレビを見ながら（CM中など）や湯船に浸かっているときなどを利用して行うようにしてはいかがでしょう。
磨き残しをしないで、上手なプラークコントロールを行うためには漫然とした歯磨きではなく、今、どの歯を磨いているか、歯ブラシの毛先がどこに当たっているかなどを意識することが大切です。
プラークを染め出して付着の状態を示しました。確認後は、綺麗に落ちるように工夫して磨いてみてください。
プラークコントロールはよい状態です、このまま続けてください。

歯科衛生実施指導料の指示内容・記載例

補助的刷掃器具	歯間ブラシの必要性、選択法
	歯間ブラシの使用法
	フロスの使用法
	ワンタフトブラシの使用法
プラークコントロールのタイミング	寝る前の重要性
	食後磨きの重要性
歯磨剤	歯磨剤について
含嗽剤	含嗽剤について

歯周病の進行や加齢的変化で歯肉が下がってくると歯と歯の間に隙間ができてきます。この部位はプラークが残りやすいので歯間ブラシでの清掃が必要です。
歯間ブラシは、歯間の隙間に合ったもの(挿入時抵抗の少ないもの)を使用し、真っ直ぐ入れて真っ直ぐ引き抜くようにしてください。
フロスは、しっかり指に巻きつけてピンと張った状態で使いますが、無理な力では押し込まないようにしてください。
歯と歯の間からのこぎりの刃を小さく引くように動かし通過させます。歯の側面に沿わせて上下させてプラークを除去します。
ブラシがコンパクトになっていますので歯並びが悪いところや、歯ブラシでは届きづらい奥歯などにピンポイントに当て、ほうきで掃くように当てます。
睡眠中は唾液の出る量が少なく、プラークが増加します。寝る前にプラークをできるだけ少なくしておくように丁寧な歯磨きが大切です。
食後はお口の中で細菌が増加し、その結果歯を溶かす酸が多くなります。細菌を減らし、酸を生み出さないために食後の歯磨きが重要です。
むし歯予防のフッ素入りの歯磨き剤では、フッ素の効果を出すためにおおよそ歯ブラシの半分くらいの量が必要です。歯磨きの最初から歯磨き剤を使うと、口の中が泡だらけになって長い時間磨けません。「ながら磨き」のときは、最初は何もつけないで磨いてください。
各種のうがい薬は有効ですが、うがいをしたら歯磨きをしないでいいというものではありません。また、うがいをする時間も30秒程度は必要です。

歯科衛生実施指導料の指示内容・記載例

部位特異性	クラウン、ブリッジ装着部のブラッシング
	仮歯の部位
	叢生部位
	傾斜歯のブラッシング
	孤立歯
	鉤歯のブラッシング
	小帯付着部位のブラッシング
	骨隆起部位のブラッシング
	萌出途上の永久歯
	根面のブラッシング
	SRP部位のブラッシング
生活習慣	噛むことの重要性
	口臭防止
	喫煙について

かぶせ物や詰めものは、磨けていないと汚れが停滞しやすいので、う蝕や歯周炎になりやすくなります。また、ブリッジの根のない部分は特に歯間ブラシを使うことが有効です。
仮歯は本当の歯に比べるとプラークなどの汚れがつきやすく取れにくいので、慎重に一本ずつ丁寧に磨いてください。
歯並びが悪く歯が重なった場所は、歯ブラシだけではなかなか綺麗になりません。フロスなどの清掃補助器具を使って磨いてください。
傾いた歯では、傾いているほうの内側が磨きにくく不潔になりやすいので気をつけてください。
孤立した歯は、面倒でもその歯の全周を丁寧に磨くことが大切です。ワンタフトブラシが有効です。
入れ歯のバネが架かっている歯は磨いていないと長くもちません。歯磨きをするときは入れ歯を外して磨くようにしてください。また、バネもよく磨いてください。
小帯付着部位は、歯の付け根部分の歯磨きがやりにくくなっています。無理な力や大きな動きでは小帯を傷つけてしまいます。うまく小帯を避けるように歯ブラシしてください。
歯槽骨に加齢的変化で骨が隆起しています。この部位のブラッシングでは骨隆起のために、歯の根元に歯ブラシの毛先が当たりにくくなっています。歯ブラシの角度を工夫して磨きましょう。
歯の生え替わりのときは、歯の高さがまちまちで磨きにくく歯肉炎を起こしやすくなります。歯ブラシの使い方にも工夫が必要です。
歯の根の部分は軟らかく表面があれていることがあります。力を入れすぎないように丁寧な歯磨きを心がけてください。
歯周治療の当日は歯茎が傷ついていることもあり、ブラッシングは軽く行う程度にしてください。
しっかり噛んで食事を摂ることが唾液の分泌を促し、胃腸での消化吸収を助けることにつながります。早食いを避けて、食べものを味わうことが大切です。
食事のとき、よく噛むことは肥満の防止につながります。1口20回以上、できれば30回を目指しましょう。
口臭の多くはむし歯や歯周病が原因ですが、それ以外にも口臭がある場合には、人に会う前にガムを噛んだり、お茶ですすいだりすると、口臭が少なくなります。
喫煙は、吸うときの煙の熱で歯茎に火傷を起こします。また、煙草の成分で血管収縮が起こりその結果として歯周組織に栄養が行き渡りにくくなり、炎症を起こしやすくします。禁煙を心がけましょう。

有床義歯管理料・有床義歯調整管理料

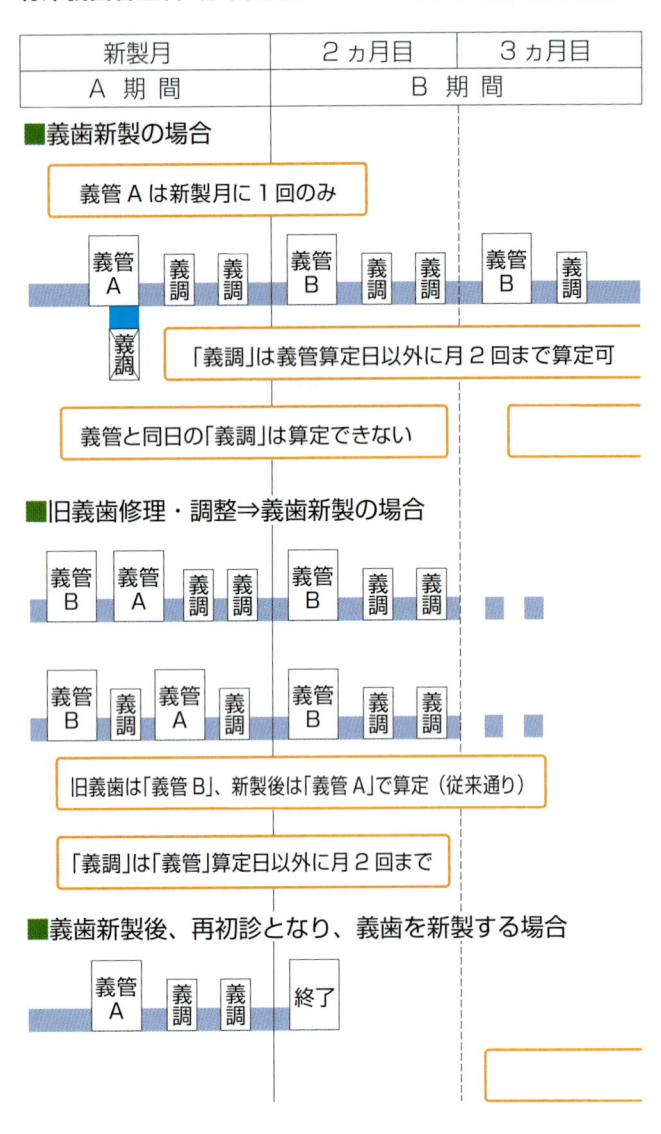

新製月	2ヵ月目	3ヵ月目
A 期 間	B 期 間	

■義歯新製の場合

義管Aは新製月に1回のみ

義管A 義調 義調 | 義管B 義調 義調 | 義管B 義調

義調

「義調」は義管算定日以外に月2回まで算定可

義管と同日の「義調」は算定できない

■旧義歯修理・調整⇒義歯新製の場合

義管B 義管A 義調 義調 | 義管B 義調 義調 |

義管B 義調 義管A 義調 | 義管B 義調 義調 |

旧義歯は「義管B」、新製後は「義管A」で算定（従来通り）

「義調」は「義管」算定日以外に月2回まで

■義歯新製後、再初診となり、義歯を新製する場合

義管A 義調 義調 | 終了

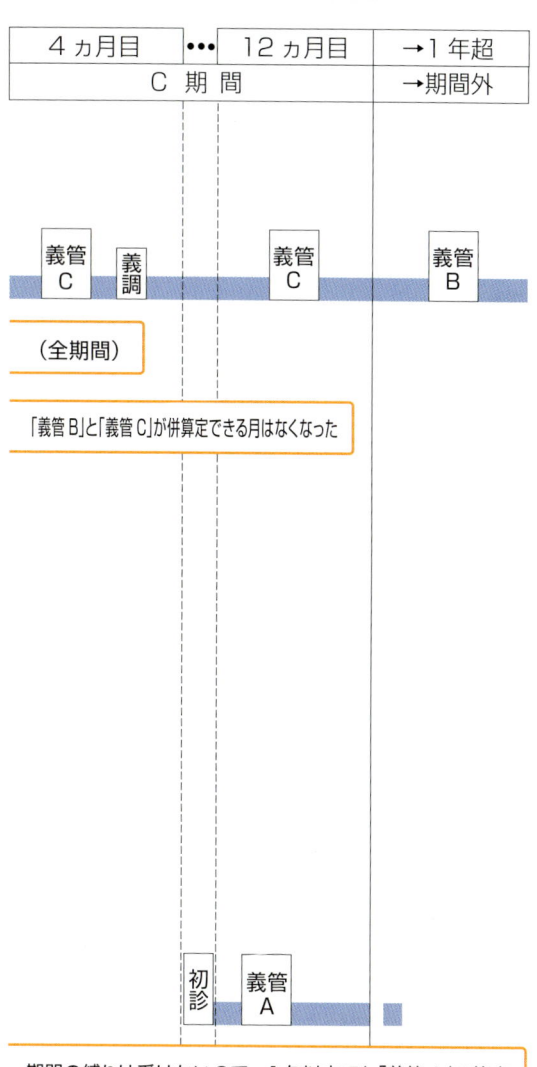

4ヵ月目	···	12ヵ月目	→1年超
C 期 間			→期間外

| 義管 C | 義調 | | 義管 C | | 義管 B |

（全期間）

「義管B」と「義管C」が併算定できる月はなくなった

| 初診 | 義管 A |

期間の縛りは受けないので、1年以内でも「義管A」の算定

カルテ・レセプトの略称

傷病名	カルテ・レセプト略称
【う蝕症】	
2次う蝕によるう蝕症第1度	C_1''
2次う蝕によるう蝕症第2度	C_2''
2次う蝕によるう蝕症第3度	C_3''
残根	C_4
【歯髄炎】	
急性単純性歯髄炎	単Pul
急性化膿性歯髄炎	急化Pul
慢性潰瘍性歯髄炎	潰Pul
慢性増殖性歯髄炎	増Pul
慢性壊疽性歯髄炎	壊Pul
カリエスのない歯髄炎	Pul
歯髄壊死	Puエシ
歯髄壊疽	Puエソ
【歯根膜炎】	
急性単純性歯根膜炎	急単Per
急性化膿性歯根膜炎	急化Per
慢性化膿性歯根膜炎	慢化Per
【歯肉炎】	
単純性歯肉炎	単G
複雑性歯肉炎	複G
潰瘍性歯肉炎	潰G
増殖性歯肉炎	増G
壊疽性歯肉炎	壊G
肥大性歯肉炎	肥G
【歯周炎】	
慢性歯周炎(軽度)	P_1
慢性歯周炎(中等度)	P_2
慢性歯周炎(重度)	P_3
咬耗症	Att
磨耗症	Abr
酸蝕症	Ero
歯質くさび状欠損	WSD

象牙質知覚過敏症	Hys
エナメル質形成不全	EHp
歯根嚢胞	WZ
歯石沈着症	ZS
歯肉膿瘍	GA
歯槽膿瘍	AA
歯軋り	Brx
乳歯晩期残存	C_4
永久歯萌出不全	IPT
智歯周囲炎	Perico
半埋伏歯	HRT
水平智歯	HET
埋伏歯	RT
過剰歯	SNT
捻転歯	ROT
歯(の破)折	FrT
歯の脱臼	Lux
歯槽骨鋭縁	SchA
骨瘤	Tor
口腔の色素沈着症	Pig
口内炎	Stom
口角びらん	Ang
舌炎	Gls
口腔褥瘡性潰瘍	Dul
咬合異常	Mal
欠損歯(欠如歯)	MT
破損(破折)	ハセツ
脱離	ダツリ
不適合	フテキ
上顎	UP
下顎	LW

※UPまたはLMを接頭語とする場合は、上顎総義歯を「UP−FD」のように「−」でつないで使用しても差し支えない。

※ハセツ・ダツリまたはフテキを接尾語とする場合は、ジャケット冠脱落を「JCダツリ」のように連結して使用しても差し支えない。

カルテ・レセプトの略称

基本診療料	カルテ・レセプト略称
歯科初診料	初診
歯科再診料	再診
歯科診療特別対応加算	特
乳幼児加算	乳
初診時歯科診療導入加算	特導
歯科診療特別対応連携加算	特連
歯科診療特別対応地域支援加算	特地
地域歯科診療支援病院歯科初診料	病初診
地域歯科診療支援病院歯科再診料	病再診
歯科外来診療環境体制加算	外来環
再診時歯科外来診療環境体制加算	再外来環
地域歯科診療支援病院入院加算	地歯入院
明細書発行体制等加算	明細

指導管理等	カルテ・レセプト略称
歯科疾患管理料	歯管
在宅患者歯科治療総合医療管理料	在歯管
歯科衛生実地指導料1	実地指1
歯科衛生実地指導料2	実地指2
フッ化物局所応用加算	F局
フッ化物洗口指導加算	F洗
歯科特定疾患療養管理料	特疾管
歯科治療総合医療管理料	医管
新製有床義歯管理料	義管A
有床義歯管理料	義管B
有床義歯長期管理料	義管C
有床義歯調整管理料	義調
薬剤情報提供料	薬情
機械的歯面清掃処置	歯清
歯科疾患在宅療養管理料	歯在管
口腔機能管理加算	機能管
周術期口腔機能管理計画策定料	周計
周術期口腔機能管理料(I)	周管Ⅰ
周術期口腔機能管理料(II)	周管Ⅱ

周術期口腔機能管理料(III)	周管III
広範囲顎骨支持型補綴診断料	特イ診
広範囲顎骨支持型装置埋入手術	特イ術
広範囲顎骨支持型補綴物管理料	特イ管
広範囲顎骨支持型補綴	特イ補
広範囲顎骨支持型補綴物修理	特イ修

在宅医療	カルテ・レセプト略称
在宅患者等急性歯科疾患対応加算	急性対応
歯科訪問診療1	訪問診療1
歯科訪問診療2	訪問診療2
訪問歯科衛生指導料 ─ 複雑なもの	訪衛指複
訪問歯科衛生指導料 ─ 簡単なもの	訪衛指簡
歯科訪問診療補助加算	訪補助

検査名	カルテ・レセプト略称
エックス線撮影X-Ray	X線
歯科用X線フィルム(標準型)	X-Ray(D)
咬翼型	X-Ray(BW)
咬合型	X-Ray(O)
小児型	X-Ray(P)
全顎※枚法	X-Ray(全※)
片顎※枚法	X-Ray(片※)
歯科用3次元エックス線断層撮影	歯CT
Caries Activity Test	CAT
歯髄電気検査	EPT
電気的根管長測定検査	EMR
歯周基本検査	P基検
歯周精密検査	P精検
混合歯列期歯周病検査	P混検
歯周病部分的再評価検査	P部検
接触面の歯間離開度検査	CT
ポケット(盲嚢)測定検査	EPP
総義歯(局部義歯)の適合性検査	FD(PD)-Fit
平行測定	平測又はBPT

カルテ・レセプトの略称

チェックバイト	ChB
ゴシックアーチ	GoA
パントグラフ描記法	Ptg
細菌簡易培養検査	S培

麻酔	カルテ・レセプト略称
吸入鎮静法	IS
表面(在)麻酔	OA
カートリッジ	Ct
静脈内鎮静法	静鎮

処置・手術	カルテ・レセプト略称
う蝕処置	う蝕
咬合調整	咬調
保護処置	PCap
歯髄温存療法	AIPC
直接歯髄保護処置	直保護又は直覆もしくは直PCap
間接歯髄保護処置	間保護又は間覆もしくは間PCap
乳幼児う蝕薬物塗布処置	サホ塗布
初期う蝕早期充填処置	シーラント又は填塞
歯頸部包帯	CBd
硝酸銀焼灼	$AgNO_3$
塩化亜鉛塗布	$ZnCl_2$
抜髄と同時の根管充填	抜髄即充
感染根管処置と同時の根管充填	感根即充
根管拡大	拡大
根管形成	RCP
加圧根管充填	CRF
根管内異物除去	RBI
生活歯髄切断	生切
スケーリング	SC
スケーリング・ルートプレーニング	SRP
歯周ポケット搔爬(盲嚢搔爬)	PCur

歯周ポケット掻爬術	掻爬術又はソウハ術
歯周病安定期治療	SPT
歯周組織再生誘導手術	GTR
歯肉切除術	GEct
歯肉剥離掻爬手術	FOp
テンポラリークラウン	TeC
歯肉包帯	GBd
歯肉圧排	圧排
暫間固定術	TFix
周術期専門的口腔衛生処置	術口衛
歯肉整形術	GP
歯肉移植術	Gpl
歯槽骨整形術	AEct
歯根端切除手術	根切
う蝕歯無痛的窩洞形成加算	う蝕無痛
手術時歯根面レーザー応用加算	手術歯根
術後専門的口腔衛生処置	術口衛

使用薬品名	カルテ・レセプト略称
エヌ・ツー・メジカル	N_2M
テラ・コートリル軟膏	TKパスタ
テトラ・コーチゾン軟膏	TTKパスタ
テトラサイクリンプレステロン軟膏	TCPSパスタ
プレステロン「歯科用軟膏」	PSパスタ
歯科用貼布剤	Af
ヂヒドリン軟膏	DDパスタ
歯科用モルホニン	MH
ネオクリーナー「セキネ」	NC
ヒポクロリットソリューション 10%「日薬」	HS
ノブダイン	CZ
ユージノールセメント	EZ
クレオドンパスタ	Guパスタ
ペリオドン	PO
キャナルス	CaN

カルテ・レセプトの略称

カルビタール	CV
ヒノポロン	HP
歯科用「口腔用」アフタゾロン	AFS

歯冠修復・欠損補綴	カルテ・レセプト略称
印象採得	imp
咬合採得	BT
仮床試適	TF
装着	set
窩洞形成	KP
う蝕歯即時充填形成	充形
う蝕歯インレー修復形成	修形
歯冠形成	PZ
例）生活歯歯冠形成	生PZ
失活歯歯冠形成	失PZ
根面形成	PW
補綴時診断料	補診
金属歯冠修復	MC
嚼面金属冠	CCK
嚼面充実冠	PK
レジン前装金属冠	前装MC又はゼンソウMC
ジャケット冠	JC
硬質レジンジャケット冠	HJC
レジンジャケット冠	RJC
ブリッジ	Br
ポンティック	Dum
四分の三冠	3/4Cro
五分の四冠	4/5Cro
全部金属冠	FMC
歯冠継続歯	PC
嚼面圧印冠	MK
クラウン・ブリッジ維持管理料	補管又は維持管
有床義歯内面適合法	床裏装又は床適合
歯科技工加算	歯技工
カルボキシレートセメント	カセ

複合レジン	CR
エナメルエッチング法	EE
エナメルボンディング法	EB
総義歯	FD
局部義歯	PD
有床義歯床下粘膜調整処置	T.コンデ又はT.cond
鉤	Cl
未装着	㊁

2012年保険改定対応 ポケットブック
疾患・処置&保険請求

発行日	2012年4月20日　第1版第1刷
編　者	東京社会保険研究会
発行人	湯山幸寿
発行所	株式会社デンタルダイヤモンド社
	〒101-0054 東京都千代田区神田錦町1-14-13
	錦町デンタルビル
	電話＝03-3219-2571㈹
	http://www.dental-diamond.co.jp/
	振替口座＝00160-3-10768
印刷所	株式会社 エス・ケイ・ジェイ

Ⓒ 2012
落丁、乱丁本はお取り替えいたします

・本書の複製権・翻訳権・上映権・譲渡権・公衆送信権（送信可能化権を含む）は㈱デンタルダイヤモンド社が保有します。
・JCOPY <㈳出版者著作権管理機構 委託出版物>
本書の無断複写は著作権法上での例外を除き禁じられています。複写される場合は、そのつど事前に㈳出版者著作権管理機構（TEL：03-3513-6969、FAX：03-3513-6979、e-mail：info@jcopy.or.jp）の許諾を得てください。